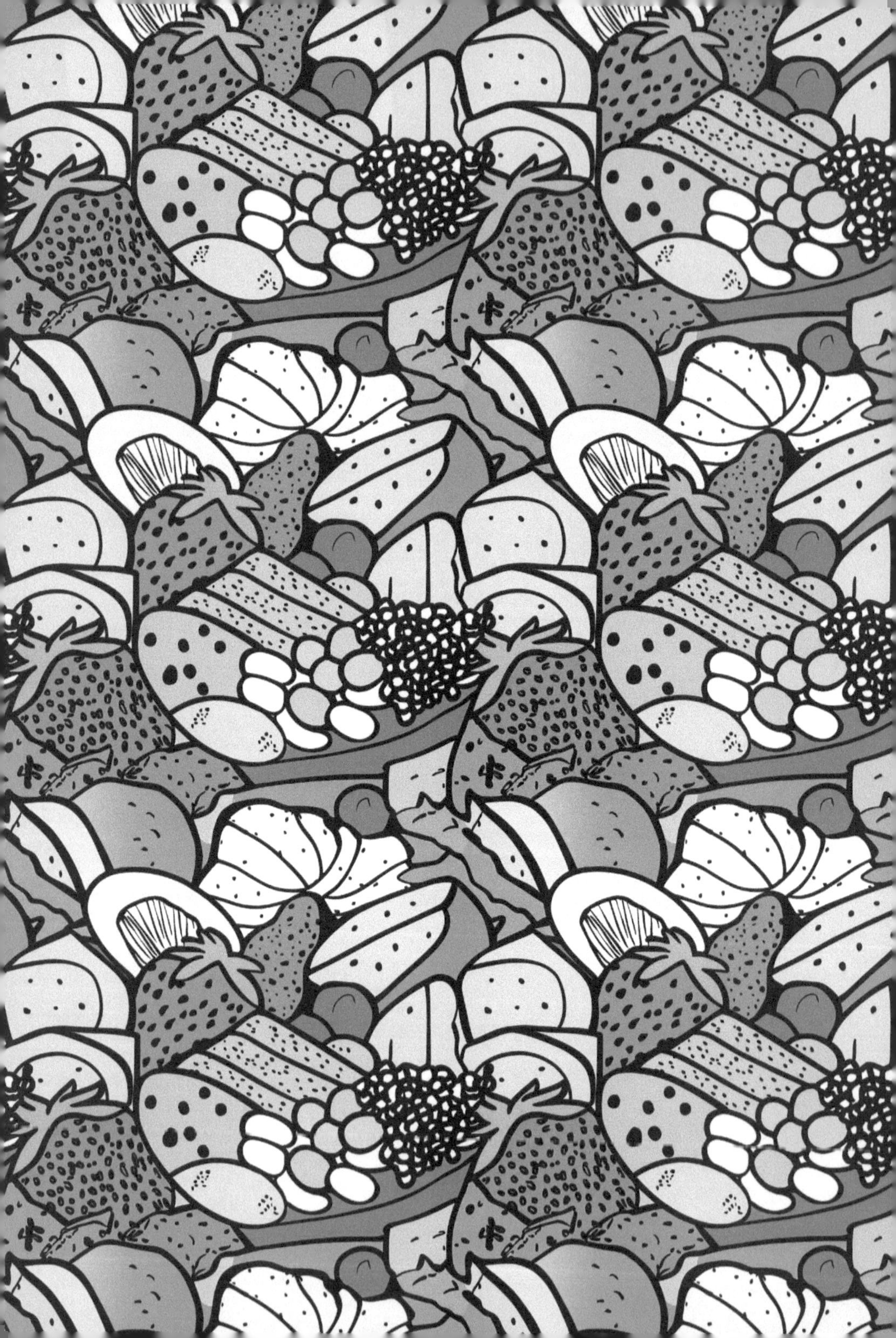

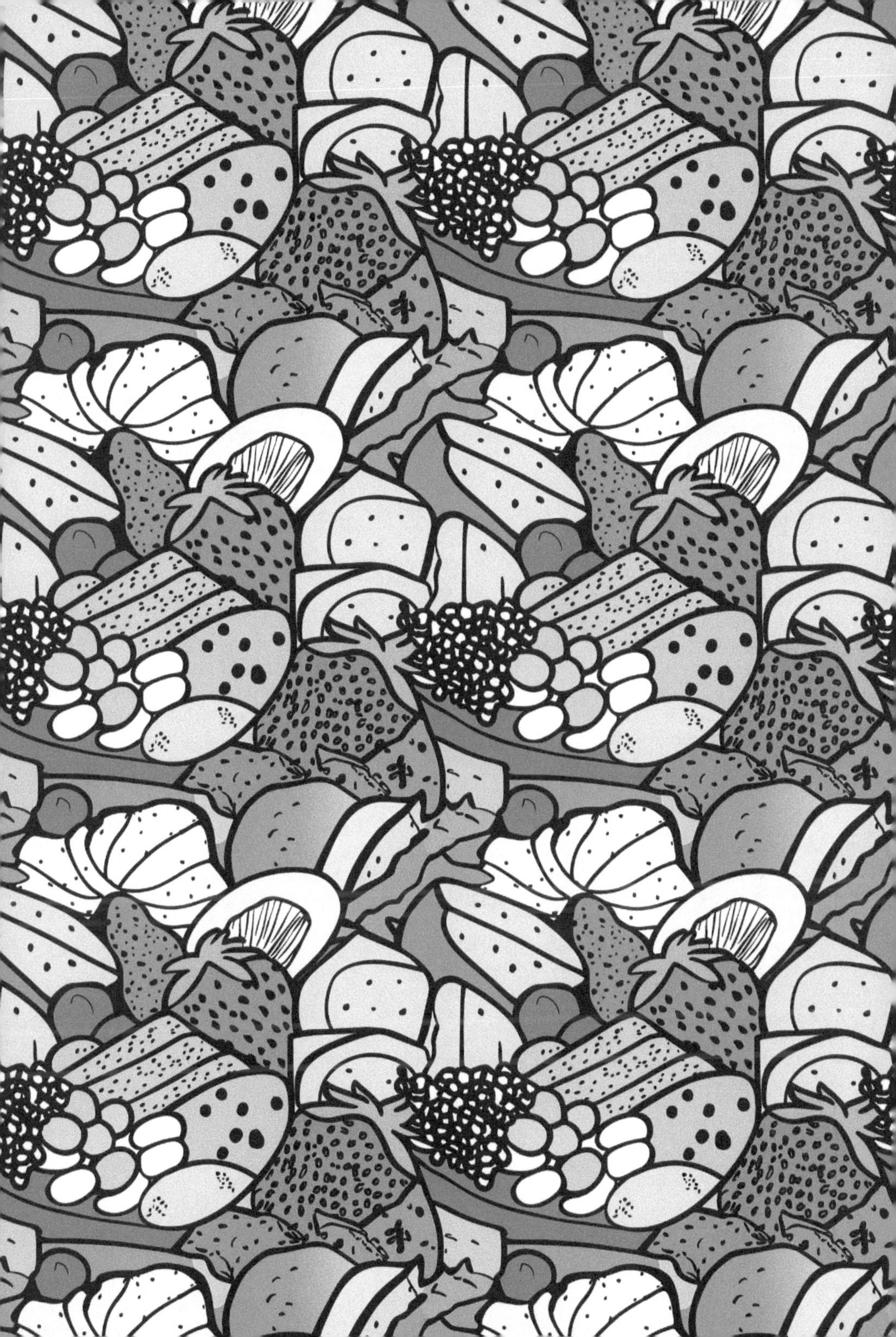

Colophon

Saage Media GmbH
c/o SpinLab – The HHL Accelerator
Spinnereistraße 7
04179 Leipzig, Germany
E-Mail: contact@SaageMedia.com
Web: www.SaageMedia.com
Commercial Register: Local Court Leipzig, HRB 42755 (Handelsregister: Amtsgericht Leipzig, HRB 42755)
Managing Director: Rico Saage (Geschäftsführer)
VAT ID Number: DE369527893 (USt-IdNr.)

Editore: Saage Media GmbH

Pubblicazione: 02.2025

Design della copertina: Saage Media GmbH

ISBN Brossura (it): 978-3-384-53344-9

ISBN Ebook (it): 978-3-384-53345-6

Note legali / Avvisi

I link esterni e i riferimenti alle fonti elencati in questo libro sono stati verificati al momento della pubblicazione. L'autore non ha alcuna influenza sulla progettazione e sui contenuti attuali e futuri delle pagine collegate. Il fornitore del sito web collegato è l'unico responsabile per contenuti illegali, errati o incompleti e per danni derivanti dall'uso o dal mancato uso delle informazioni, non chi fa riferimento alla rispettiva pubblicazione tramite link. Tutte le fonti esterne utilizzate sono elencate nella bibliografia. Nonostante l'accurato controllo dei contenuti, non ci assumiamo alcuna responsabilità per i contenuti di fonti esterne. Gli operatori delle fonti citate sono gli unici responsabili del loro contenuto. Immagini e fonti di terzi sono contrassegnate come tali. La riproduzione, l'elaborazione, la distribuzione e qualsiasi tipo di sfruttamento al di fuori dei limiti del diritto d'autore richiedono il consenso scritto dell'autore o del creatore.

Questo libro è stato tradotto dal tedesco. Non si possono escludere completamente deviazioni dall'originale o errori di traduzione. Tutte le fonti citate nel libro sono disponibili in inglese. Non ci assumiamo alcuna responsabilità per eventuali imprecisioni o malintesi di contenuto derivanti dalla traduzione.

I dati nei diagrammi che non sono esplicitamente contrassegnati con una fonte non si basano su studi ma sono ipotesi non vincolanti per una migliore visualizzazione.

Questo libro è stato creato utilizzando l'Intelligenza Artificiale (IA) e altri strumenti. Tra le altre cose, sono stati utilizzati strumenti per la ricerca, la scrittura/editing e la generazione di illustrazioni decorative. Nonostante i controlli, non si possono escludere completamente gli errori. Vorremmo sottolineare che l'uso dell'IA serve come strumento di supporto per offrire ai nostri lettori un'esperienza di lettura di alta qualità e stimolante.

I riferimenti e le citazioni contenuti in questo libro sono stati accuratamente ricercati e riprodotti nel loro significato. L'interpretazione e la presentazione del contenuto citato riflettono la comprensione dell'autore e non necessariamente corrispondono all'intenzione o all'opinione degli autori originali. Per le citazioni parafrasate, le dichiarazioni principali delle fonti originali sono state incorporate nel contesto di quest'opera secondo le migliori conoscenze e convinzioni, ma possono deviare dalle formulazioni originali e dalle sfumature di significato a causa del trasferimento e della semplificazione. Tutte le fonti utilizzate sono completamente elencate nella bibliografia e possono essere lette lì nell'originale. La responsabilità dell'interpretazione e dell'incorporazione contestuale del contenuto citato è dell'autore di questo libro. Per domande scientifiche e informazioni dettagliate, si raccomanda di consultare le fonti originali. L'autore si è sforzato di presentare argomenti scientifici complessi in modo generalmente comprensibile. Non si possono escludere semplificazioni e generalizzazioni. Non può essere fornita alcuna garanzia per l'accuratezza tecnica e la completezza delle presentazioni semplificate. La riproduzione parafrasata di citazioni e scoperte scientifiche viene effettuata coscienziosamente in conformità con la legge sulle citazioni secondo § 51 UrhG e tutte le disposizioni pertinenti sul diritto d'autore di altri paesi. Quando si semplifica, trasferisce e possibilmente traduce contenuto scientifico in un linguaggio generalmente comprensibile, si possono perdere sfumature di significato e dettagli tecnici. L'autore non rivendica diritti sulle opere citate e rispetta tutti i diritti d'autore degli autori originali. Se viene rilevato un uso non autorizzato, l'autore chiede di essere informato per prendere le misure appropriate. Per scopi accademici e quando utilizzato come riferimento scientifico, si raccomanda espressamente di consultare le fonti originali. La presentazione semplificata serve esclusivamente per informazione scientifica popolare.

Le raccomandazioni e le strategie nutrizionali contenute in questo libro per le malattie infiammatorie croniche intestinali sono state accuratamente ricercate e verificate. Tuttavia, non possono sostituire una consulenza nutrizionale individuale o un trattamento medico. A causa della complessità della malattia di Crohn e della colite ulcerosa, nonché delle intolleranze e dei decorso della malattia individuali, le reazioni a determinati alimenti e forme alimentari possono variare notevolmente. I concetti nutrizionali e i piani pasto presentati devono essere intesi come una guida orientativa. Prima di attuare le strategie nutrizionali descritte, è assolutamente necessario consultare il medico curante e/o un nutrizionista qualificato. Questo è particolarmente importante in caso di riacutizzazioni acute, assunzione di farmaci o malattie concomitanti. Le conoscenze mediche e le raccomandazioni terapeutiche nel campo delle malattie infiammatorie croniche intestinali sono in continua evoluzione. Le informazioni contenute in questo libro corrispondono allo stato delle conoscenze al momento della stampa. Tutti i marchi e i nomi di prodotto menzionati sono protetti da diritti di marchio e sono di proprietà dei rispettivi titolari. Le fonti scientifiche utilizzate sono elencate nell'appendice.

Bendis Saage

Alimentazione nelle Malattie Infiammatorie Croniche Intestinali: Guida alla Nutrizione per MICI

Strategie nutrizionali pratiche per il Morbo di Crohn e la Colite ulcerosa, con piani alimentari e consigli per la gestione quotidiana

81 Fonti
42 Diagrammi
61 Immagini
7 Illustrazioni

Cari lettori,

vi ringraziamo di cuore per aver scelto questo libro. Con la vostra scelta ci avete dato non solo la vostra fiducia, ma anche parte del vostro prezioso tempo. Lo apprezziamo molto.

Le malattie infiammatorie croniche intestinali colpiscono circa 400.000 persone in Germania, con una tendenza in aumento. Una corretta alimentazione gioca un ruolo centrale nel decorso della malattia di Crohn e nella colite ulcerosa, nonché nella qualità della vita. Ma quali alimenti sono tollerabili? Come si possono evitare le carenze nutrizionali? E come si può mantenere un'alimentazione equilibrata nonostante le restrizioni? Questo libro pratico offre strategie scientificamente fondate per la vita quotidiana con CED. Dalla fornitura di nutrienti durante una fase acuta all'adattamento alimentare a lungo termine, tutti gli aspetti rilevanti sono spiegati in modo comprensibile. I consigli concreti per la scelta degli alimenti e la pianificazione dei pasti aiutano a mettere in pratica le conoscenze teoriche. Con questa guida, acquisirete maggiore sicurezza nella gestione della vostra malattia e potrete adattare la vostra alimentazione alle vostre esigenze individuali. Prendete ora in mano la vostra alimentazione - per un maggiore benessere e qualità della vita con CED.

Questa guida fornisce informazioni comprensibili e pratiche su un argomento complesso. Grazie a strumenti digitali autoprodotti che utilizzano anche reti neurali, siamo stati in grado di condurre ricerche approfondite. I contenuti sono stati strutturati in modo ottimale e sviluppati fino alla versione finale per fornire una panoramica ben fondata e facilmente accessibile. Il risultato: ottieni una visione completa e benefici di spiegazioni chiare ed esempi illustrativi. Anche il design visivo è stato ottimizzato attraverso questo metodo avanzato in modo da poter cogliere e utilizzare rapidamente le informazioni.

Ci impegniamo per la massima precisione, ma siamo grati per qualsiasi segnalazione di possibili errori. Visitate il nostro sito web per trovare le ultime correzioni e aggiunte a questo libro. Queste saranno incorporate anche nelle edizioni future.

Speriamo che vi piaccia leggere e scoprire cose nuove! Se avete suggerimenti, critiche o domande, attendiamo il vostro feedback. Solo attraverso uno scambio attivo con voi lettori le future edizioni e opere potranno diventare ancora migliori. Restate curiosi!

Bendis Saage

Saage Media GmbH - Squadra

- www.SaageBooks.com/it
- support@saagemedia.com
- Spinnereistraße 7 - c/o SpinLab – The HHL Accelerator, 04179 Leipzig, Germany

Accesso rapido alla conoscenza

Per garantire un'esperienza di lettura ottimale, desideriamo familiarizzarvi con le caratteristiche principali di questo libro:

- **Struttura Modulare:** Ogni capitolo è autonomo e può essere letto indipendentemente dagli altri.
- **Ricerca Approfondita:** Tutti i capitoli si basano su ricerche approfondite e sono supportati da riferimenti scientifici. I dati mostrati nei diagrammi servono per una migliore visualizzazione e si basano su ipotesi, non sui dati forniti nelle fonti. Un elenco completo delle fonti e dei crediti delle immagini si trova nell'appendice.
- **Terminologia Chiara:** I termini tecnici sottolineati sono spiegati nel glossario.
- **Riassunti dei Capitoli:** Alla fine di ogni capitolo troverete riassunti concisi che vi daranno una panoramica dei punti chiave.
- **Raccomandazioni Concrete:** Ogni sottocapitolo si conclude con un elenco di consigli specifici per aiutarvi a mettere in pratica ciò che avete imparato.

Materiali bonus aggiuntivi sul nostro sito web

Sul nostro sito web pianifichiamo di mettere a disposizione i seguenti materiali esclusivi:

- Contenuti bonus e capitoli aggiuntivi
- Un riepilogo complessivo compatto
- Una versione radiodrammatica. (In pianificazione)

Il sito web è attualmente in costruzione.

www.SaageBooks.com/it/
alimentazione_per_malattie_infiammatorie_croniche_intestinali-bo
nus-BA2T1V2

Indice

- 4. Misure nutrizionali complementari
  - 4. 1 Integratori alimentari
    - Uso mirato di integratori vitaminici
    - Integrazione di minerali
    - Integrazione di oligoelementi
  - 4. 2 Supporto alla digestione
    - Colture probiotiche
    - Aiuti digestivi a base di erbe
    - Preparati enzimatici
  - 4. 3 Tenere un diario alimentare
    - Creare un diario dei sintomi
    - Documentare le tolleranze
    - Riconoscere i modelli alimentari

1. Principi fondamentali dell'alimentazione nelle malattie intestinali

Come influisce la nostra alimentazione sul decorso delle malattie infiammatorie croniche intestinali? L'intestino, in quanto organo centrale della digestione, reagisce in modo particolarmente sensibile alla composizione dei nostri alimenti e al loro trattamento nel corpo. Le persone affette da morbo di Crohn o colite ulcerosa si trovano ad affrontare sfide particolari nella scelta quotidiana degli alimenti. Una corretta alimentazione può non solo alleviare i sintomi, ma anche migliorare significativamente la qualità della vita. In questo capitolo scoprirete le relazioni fondamentali tra alimentazione e salute intestinale - conoscenze che possono cambiare in modo duraturo il modo di affrontare la malattia.

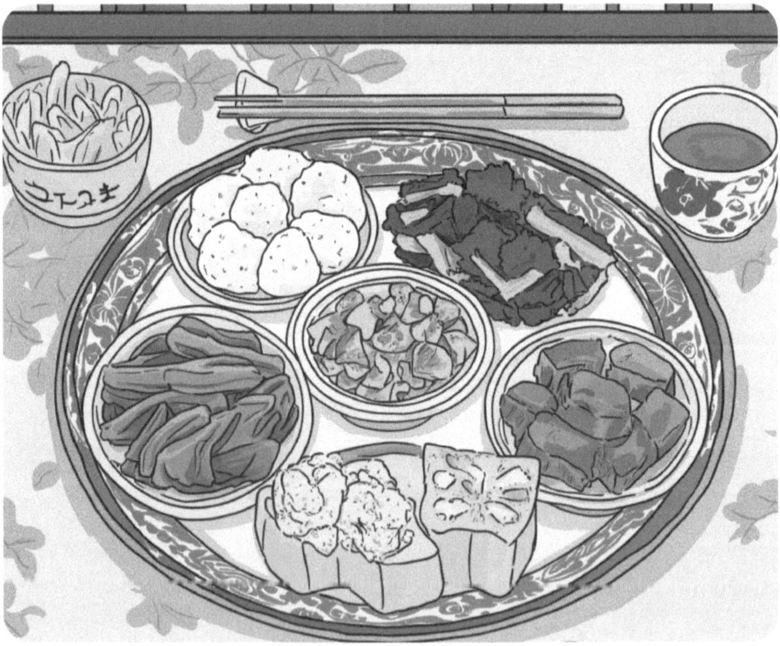

1. 1 Fabbisogno di nutrienti nelle malattie infiammatorie croniche intestinali

Le malattie infiammatorie croniche intestinali (CED) pongono requisiti particolari per l'alimentazione. Le infiammazioni, la malassorbimento e la diarrea influenzano il fabbisogno di macro e micronutrienti. Un apporto insufficiente può influenzare negativamente il decorso della malattia e portare a carenze. Questo capitolo mette in luce le specifiche esigenze nutrizionali nelle CED e le sfide per un'adeguata fornitura di nutrienti. Tratta l'importanza delle proteine, delle vitamine e dei minerali, in particolare durante le fasi acute e in caso di malassorbimento. Continua a leggere per comprendere le basi di un'alimentazione adeguata alle esigenze nelle CED e per influenzare positivamente la tua qualità della vita.

Nei casi di malattie infiammatorie croniche intestinali, a causa di infiammazione, malassorbimento e diarrea, vi è un aumento del fabbisogno di proteine, vitamine e minerali, che dovrebbe essere regolarmente controllato e compensato attraverso un'alimentazione adeguata o integrazioni.

Fornitura di proteine durante un attacco acuto

Durante l'attacco acuto di una malattia infiammatoria cronica intestinale (CED), aumenta il fabbisogno di proteine. [s1] Questo fabbisogno elevato deriva dal processo infiammatorio e dalla conseguente perdita di proteine attraverso l'intestino. Un apporto proteico adeguato è importante in questa fase per supportare il processo di guarigione e minimizzare la perdita di massa muscolare. È particolarmente importante l'apporto di proteine quando l'assunzione orale di cibo è limitata. Ad esempio, in caso di forti dolori o diarrea, l'assunzione di cibo solido può risultare difficile. In tali casi, gli integratori alimentari orali possono rappresentare un'integrazione utile per soddisfare il fabbisogno proteico aumentato. [s1] L'alimentazione enterale, ovvero l'apporto di nutrienti tramite un sondino direttamente nello stomaco o nell'intestino tenue, può essere un'altra opzione, soprattutto se l'assunzione orale di cibo non è sufficiente o non è possibile. [s1] [s2] Anche l'alimentazione parenterale, in cui i nutrienti vengono somministrati direttamente in vena, può essere presa in considerazione per garantire l'apporto di nutrienti. [s1] [s2] La decisione su quale forma di alimentazione sia più adatta nel caso specifico dovrebbe

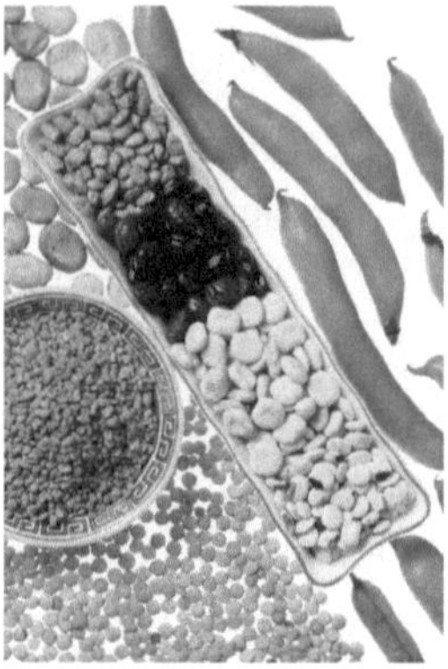

Legumi [i1]

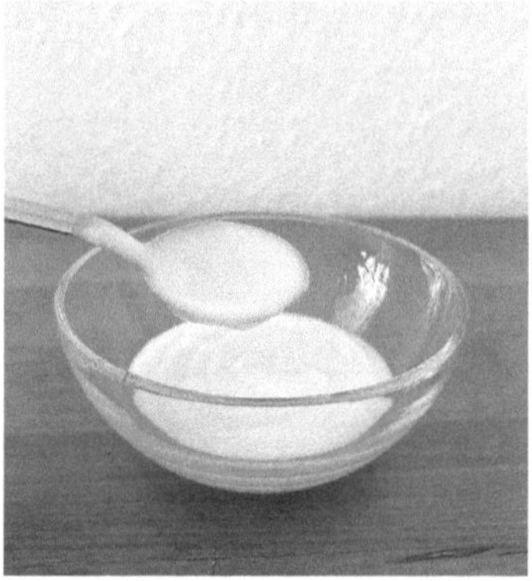

Yogurt [i2]

essere presa in consultazione con il medico curante o un team di nutrizione specializzato. [s1] In particolare, nel caso della colite ulcerosa, è importante prestare attenzione a un apporto proteico equilibrato proveniente da diverse fonti. Pesce, pollame magro, prodotti lattiero-caseari fermentati e uova forniscono proteine di alta qualità e possono essere integrati nel piano alimentare. [s3] La carne rossa e quella lavorata dovrebbero invece essere ridotte, poiché possono irritare ulteriormente la mucosa intestinale. [s3] Le proteine vegetali provenienti da legumi sono anch'esse un'opzione, ma dovrebbero essere ben preparate per migliorare la digeribilità. [s3] I prodotti lattiero-caseari fermentati come lo yogurt possono avere effetti positivi sulla flora intestinale. [s3]

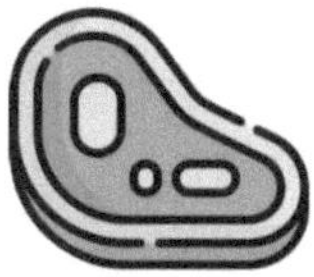

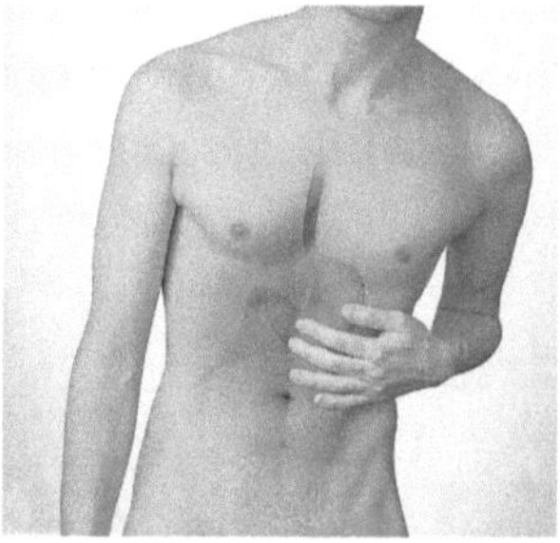

stomaco [i3]

Utile sapere

Attacco acuto

Una fase di infiammazione acuta nell'intestino, che può essere accompagnata da sintomi come dolori addominali, diarrea e perdita di peso. In questa fase, il fabbisogno di nutrienti è spesso aumentato.

Integratori alimentari orali

Integratori che vengono assunti per via orale per soddisfare il fabbisogno di determinati nutrienti che potrebbero non essere sufficientemente assunti attraverso il cibo a causa della CED.

Malattia infiammatoria cronica intestinale

La CED comprende malattie come il morbo di Crohn e la colite ulcerosa, caratterizzate da infiammazioni croniche nel tratto digestivo e che possono portare a perdite di nutrienti.

Prodotti lattiero-caseari fermentati

Prodotti lattiero-caseari ottenuti tramite fermentazione con colture batteriche, come lo yogurt. Possono avere effetti positivi sulla flora intestinale.

Fabbisogno proteico nei pazienti con IBD

Fabbisogno proteico durante le riacutizzazioni acute e la remissione

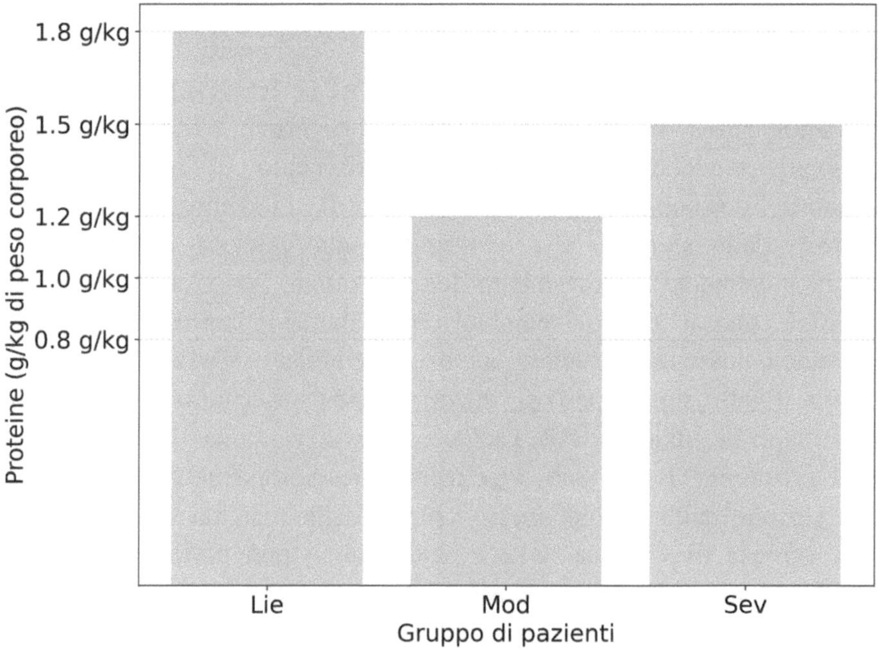

Lie: Lieve riacutizzazione

Mod: Moderata riacutizzazione

Rem: Remissione

Sev: Grave riacutizzazione

I pazienti che manifestano una riacutizzazione acuta richiedono una quantità di proteine significativamente maggiore rispetto a quelli in remissione. Il maggiore fabbisogno evidenzia l'importanza del supporto nutrizionale durante la malattia attiva per favorire la riparazione dei tessuti e la funzione immunitaria. Sebbene il fabbisogno sia inferiore durante la remissione, un adeguato apporto proteico è comunque essenziale per la salute generale e per prevenire future riacutizzazioni.

Fabbisogno di vitamine in caso di Malassorbimento

Nelle malattie infiammatorie croniche intestinali, l'assorbimento delle vitamine può essere compromesso da vari fattori. Le infiammazioni e i danni alla mucosa intestinale riducono la superficie di assorbimento, portando a una ridotta assunzione di nutrienti, comprese le vitamine. [s4] Un'altra causa è la malassorbimento dei grassi, che ostacola l'assorbimento delle vitamine liposolubili (A, D, E e K). In questo caso, gli acidi grassi si legano al calcio, al magnesio e ad altri cationi bivalenti, rendendo più difficile l'assorbimento di questi e delle vitamine liposolubili. [s4] Anche una malattia o la rimozione chirurgica di parti dello stomaco o dell'intestino tenue possono compromettere significativamente l'assorbimento delle vitamine. [s4] Come dimostrano gli studi, fino al 35% dei bambini con malattie infiammatorie croniche intestinali possono presentare carenze vitaminiche e addirittura il 60% mostra livelli subottimali di vitamine. [s5] Le carenze più comuni riguardano la vitamina B12, l'acido folico, la vitamina D e la vitamina K. La vitamina B12 viene principalmente assorbita nell'ileo terminale, una sezione dell'intestino spesso colpita dalla malattia di Crohn. [s6] Una carenza di vitamina B12 e acido folico può portare ad anemia. [s6] La vitamina D gioca un ruolo importante per la salute delle ossa e il sistema immunitario. Una carenza aumenta il rischio di osteoporosi e può influenzare negativamente il decorso della malattia. [s7] [s8] Lo stesso vale per la vitamina K, che è essenziale per la salute delle ossa. Un'assunzione insufficiente di vitamina K, come spesso osservato in molti pazienti con malattie infiammatorie croniche intestinali, contribuisce anche al rischio di perdita ossea. [s8] La ridotta assunzione di latticini e verdure, spesso a causa di intolleranze o prescrizioni dietetiche, aggrava ulteriormente la carenza di vitamina D e K. [s8] Anche la carenza di ferro è molto comune e può, come la carenza di vitamina B12 e acido folico, portare ad anemia. [s6] L'assunzione orale di ferro è spesso problematica nelle malattie infiammatorie croniche intestinali, poiché può causare effetti collaterali gastrointestinali e può essere assorbita in modo insufficiente. [s6] In questi casi, la somministrazione endovenosa di preparati di ferro può rappresentare un'alternativa efficace. [s6] Un controllo regolare dello stato di vitamine e minerali è quindi essenziale nelle malattie infiammatorie croniche intestinali. I pazienti dovrebbero essere esaminati almeno una volta all'anno sia clinicamente che attraverso esami di laboratorio per carenze di micronutrienti. [s9] I risultati di questi esami costituiscono la base per una terapia individuale, che può includere un'integrazione di vitamine e minerali. Così, un paziente con una carenza di vitamina D accertata può beneficiare di un'integrazione adeguata, mentre un altro paziente con livelli normali di vitamina D non ne ha bisogno. La terapia dovrebbe sempre essere adattata alle esigenze individuali per garantire un'ottimale fornitura di nutrienti e prevenire carenze.

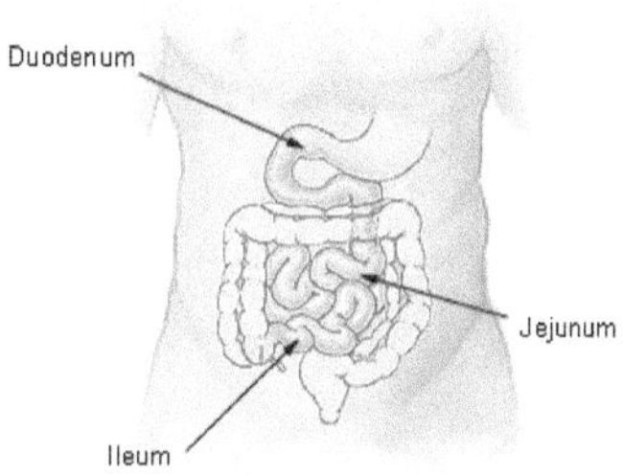

Ileo terminale [i4]

Utile sapere

Carenze di micronutrienti

Le malattie infiammatorie croniche intestinali possono portare a carenze di micronutrienti che possono influenzare negativamente la salute. Controlli regolari e un'alimentazione adeguata sono importanti per riconoscere e trattare queste carenze.

Cationi bivalenti

I cationi bivalenti come calcio e magnesio svolgono un ruolo importante nel corpo e possono essere assorbiti in modo meno efficace nelle malattie infiammatorie croniche intestinali a causa del legame con gli acidi grassi. Questo può portare a un aumento della necessità di questi minerali.

Livelli subottimali di vitamine

I livelli subottimali di vitamine, che si riscontrano frequentemente nelle malattie infiammatorie croniche intestinali, possono compromettere la salute e dovrebbero essere compensati attraverso un'alimentazione adeguata e, se necessario, integrazioni.

Somministrazione endovenosa

In caso di problemi con l'assunzione orale di ferro, come può accadere nelle malattie infiammatorie croniche intestinali, la somministrazione endovenosa di preparati di ferro può essere un modo efficace per correggere la carenza di ferro e prevenire l'anemia.

Carenze vitaminiche comuni nelle MICI

Distribuzione delle carenze vitaminiche nella malattia infiammatoria intestinale (MICI).

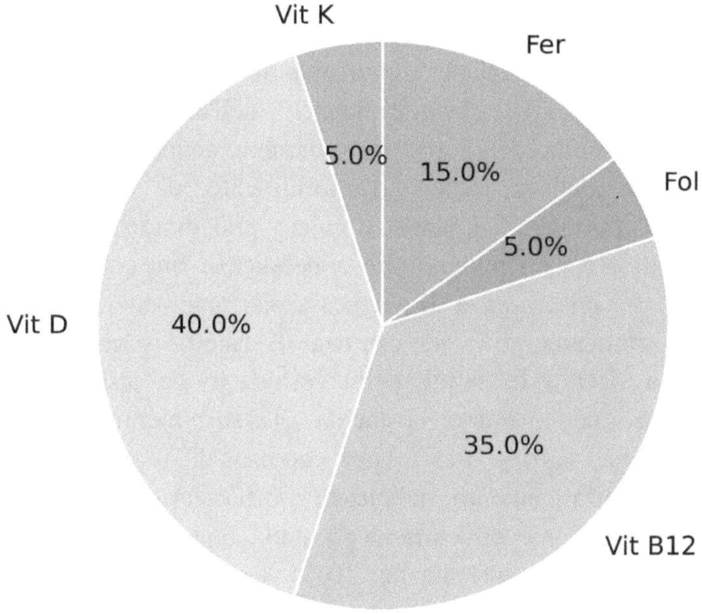

Fer: Ferro

Fol: Folato

Vit B12: Vitamina B12

Vit D: Vitamina D

Vit K: Vitamina K

La vitamina D e la B12 sono le carenze più comuni osservate, evidenziando l'importanza del monitoraggio e dell'integrazione nei pazienti con MICI. Anche la carenza di ferro, sebbene non sia una vitamina, è prevalente, sottolineando la necessità di una valutazione nutrizionale completa. Mentre altre carenze sono meno frequenti, contribuiscono comunque al carico nutrizionale complessivo in questa popolazione di pazienti e dovrebbero essere considerate nella gestione clinica.

Fornitura di minerali in caso di diarrea

La diarrea può portare a significative perdite di minerali nelle malattie infiammatorie croniche intestinali, che sono essenziali per il corpo [s10]. Questa perdita non è dovuta solo all'aumento dell'escrezione di liquidi, ma anche a una capacità di assorbimento compromessa dell'intestino. In particolare, l'assorbimento di sodio, che è strettamente legato alla riassunzione di liquidi, è colpito [s10]. Una riduzione dell'assunzione di sodio diminuisce la capacità del corpo di trattenere acqua, il che aggrava ulteriormente la diarrea. Anche l'assorbimento di altri importanti elettroliti come potassio, magnesio e calcio può essere compromesso. Una carenza di potassio può portare a debolezza muscolare e aritmie cardiache, mentre una carenza di magnesio può manifestarsi con crampi muscolari e affaticamento. Una carenza di calcio persistente, a sua volta, mette a rischio la salute delle ossa a lungo termine. Inoltre, l'infiammazione nell'intestino ostacola l'assorbimento del ferro, favorendo l'anemia [s10] [s11]. Una carenza di ferro può causare affaticamento, debolezza e difficoltà di concentrazione.

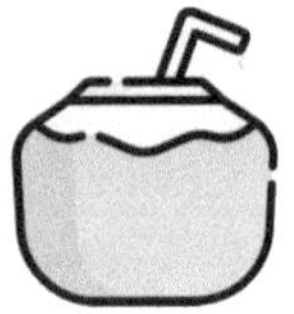

Come dimostrano gli studi, una carenza di vitamina D è presente nel 10-75% dei pazienti con malattie infiammatorie croniche intestinali e può aumentare il rischio di fratture ossee [s11]. Pertanto, un paziente con malattie infiammatorie croniche intestinali e diarrea persistente dovrebbe far controllare regolarmente il proprio stato di minerali da un medico e, se necessario, compensare attraverso una dieta adeguata o integrazione. Ad esempio, un'adeguata assunzione di liquidi con bevande contenenti elettroliti può contribuire a compensare la perdita di minerali.

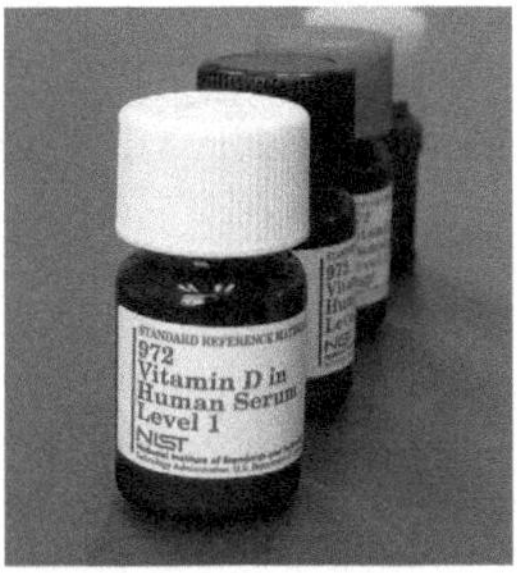

Vitamina D [i5]

Utile sapere

Integrazione

L'integrazione si riferisce all'assunzione aggiuntiva di nutrienti, ad esempio sotto forma di compresse, capsule o polveri, per compensare una carenza o soddisfare il fabbisogno.

Minerali

I minerali sono nutrienti inorganici di cui il corpo ha bisogno per varie funzioni, ad esempio per la costruzione di ossa e denti, la regolazione dell'equilibrio dei liquidi e la funzione nervosa e muscolare. Nelle malattie infiammatorie croniche intestinali, l'assorbimento di minerali può essere compromesso, portando a carenze.

Perdita di minerali per gravità

Perdita di minerali nella MICI per gravità

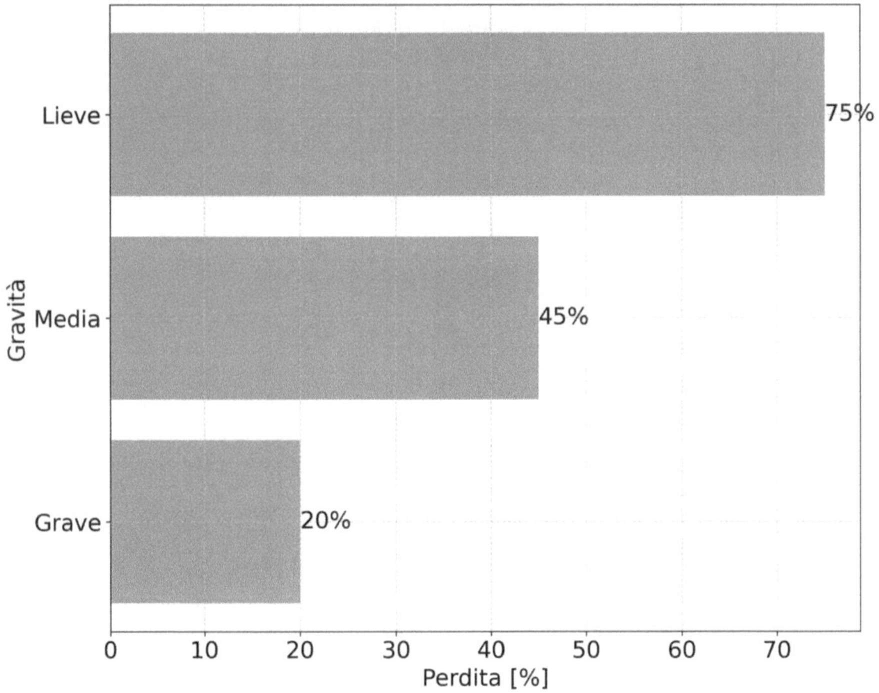

- GRA: Grave
- LIE: Lieve
- MED: Media

La perdita di minerali aumenta con la gravità della malattia. Nella MICI lieve, la perdita è moderata, mentre nella MICI grave si osserva una perdita sostanziale. Ciò sottolinea l'importanza di un adeguato apporto di minerali, soprattutto nelle malattie gravi.

Consigli concreti

- Integra nella tua dieta alimenti ricchi di nutrienti e facilmente digeribili come zuppe frullate, fiocchi d'avena o banane.
- Espandi le tue fonti di proteine consumando regolarmente pesce, uova o legumi ben cotti.
- Bevi a sufficienza, in particolare tisane e acqua naturale, per compensare le perdite di liquidi.
- Prepara le verdure in modo delicato, ad esempio al vapore o sbollentate, per ottimizzare l'assorbimento dei nutrienti.
- Fai attenzione a un adeguato apporto di fibre attraverso fonti ben tollerate come semi di psillio o frutta sbucciata.
- Tieni un diario alimentare per identificare intolleranze e adattare la tua dieta.
- Discuti con il tuo medico o nutrizionista la possibilità di un'integrazione alimentare personalizzata.
- Sperimenta con spezie come curcuma o zenzero, che possiedono proprietà antinfiammatorie.
- Distribuisci i tuoi pasti durante la giornata per alleggerire il tratto digestivo e migliorare l'assorbimento dei nutrienti.
- Sviluppa rituali attorno ai tuoi pasti per rendere l'assunzione di cibo più tranquilla e consapevole.
- Confrontati con altri soggetti interessati per ricevere nuove ricette e consigli per la vita alimentare quotidiana.
- Impara a conoscere il tuo corpo e presta attenzione ai suoi segnali per trovare la dieta ottimale per te.
- Sii paziente con te stesso e con il tuo corpo, poiché il cambiamento alimentare richiede tempo e sperimentazione.

1. 2 Processi digestivi nel morbo di Crohn

Il morbo di Crohn influisce significativamente sui processi digestivi e porta spesso a carenze nutrizionali. Infiammazioni, malassorbimento e diarrea cronica disturbano l'assorbimento di macro e micronutrienti. Ciò può portare a perdita di peso, anemia e disturbi elettrolitici. Una corretta alimentazione gioca quindi un ruolo cruciale nella gestione del morbo di Crohn. La localizzazione dell'infiammazione influisce su quali nutrienti siano particolarmente colpiti. Un'infiammazione nell'ileo terminale, ad esempio, compromette l'assorbimento della vitamina B12. Anche la flora intestinale e gli interventi chirurgici influenzano l'utilizzo dei nutrienti. Continua a leggere per comprendere in dettaglio i complessi processi digestivi nel morbo di Crohn e come una dieta adeguata possa contribuire a prevenire carenze nutrizionali e migliorare il benessere.

Nel morbo di Crohn, il fabbisogno energetico è dinamico e aumenta durante le fasi attive a causa dell'infiammazione stessa, della malassorbimento, della diarrea e delle perdite di nutrienti, mentre in remissione di solito si normalizza, ma può comunque essere influenzato da disturbi persistenti.

Disturbi di assorbimento nell'intestino tenue

I disturbi di assorbimento nell'intestino tenue rappresentano un problema comune nelle malattie infiammatorie croniche intestinali, come il morbo di Crohn. Le infiammazioni nell'intestino tenue, in particolare nel jejunum e nell'ileo, compromettono la capacità del corpo di assorbire i nutrienti dagli alimenti [s12]. Questo assorbimento alterato dei nutrienti, noto anche come malabsorption, può portare a carenze nutrizionali [s13]. Sono coinvolti vitamine, minerali, ma anche macronutrienti come grassi, proteine e carboidrati. La diarrea cronica, che si verifica nel morbo di Crohn, aggrava ulteriormente questa perdita di nutrienti, poiché sostanze importanti come ferro, albumina, calcio, magnesio e vitamine liposolubili vengono espulse [s12]. Una carenza di vitamina B12 a causa di danni nell'terminalen_ileum può ad esempio portare a anemia, paragonabile a una perdita di sangue nelle feci [s12]. Oltre a vitamine e minerali, è compromesso anche l'assorbimento di elettroliti come sodio, cloruro, potassio e calcio [s14]. Mentre l'assorbimento di sodio, cloruro e calcio nell'intestino tenue è ridotto, la secrezione di potassio è aumentata [s14]. Nelle fasi gravi della malattia, questo problema si intensifica, portando a stati ipocalcemici – causati da un'assunzione ridotta di calcio nell'intestino e da un metabolismo alterato della vitamina D [s14]. Il trattamento della malattia non mira solo ad alleviare i sintomi e controllare l'infiammazione, ma anche a garantire un adeguato apporto di nutrienti [s13]. Per contrastare le carenze nutrizionali, può essere necessaria una modifica della dieta, oltre alla terapia farmacologica per stabilizzare l'equilibrio elettrolitico [s14]. In alcune situazioni, una dieta elementare, che contiene nutrienti facilmente digeribili, può essere utile [s13]. Anche l'infiammazione transmurale nell'intestino tenue, che si verifica nel morbo di Crohn, contribuisce al malassorbimento [s15]. Questa infiammazione può compromettere la funzione di alcune cellule importanti per l'assorbimento dei nutrienti e la difesa contro i patogeni [s15]. Inoltre, può portare a complicazioni gravi come perforazioni e ascessi, che disturbano ulteriormente i processi digestivi [s15]. I farmaci antinfiammatori utilizzati per trattare il morbo di Crohn possono anche influenzare negativamente la crescita nei bambini, un ulteriore segnale di disturbi nei processi digestivi [s15]. La disfunzione degli organi circostanti, aggravata dalla formazione di connessioni anomale (fistole), può anch'essa influenzare l'assorbimento dei nutrienti [s12]. Pertanto, i pazienti con morbo di Crohn hanno un rischio maggiore di disturbi elettrolitici e carenze nutrizionali a causa di malassorbimento e diarrea cronica [s12]. Per prevenire o trattare le carenze nutrizionali, i pazienti dovrebbero far controllare regolarmente il loro stato nutrizionale da un medico. Sulla base dei risultati, può essere raccomandata una terapia nutrizionale individuale, eventualmente con integratori alimentari.

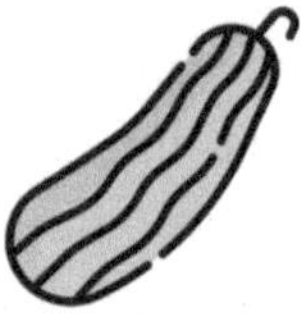

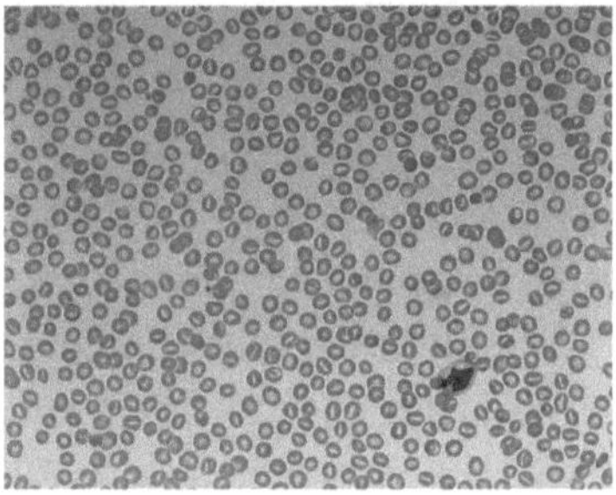

Elettrolita [i6]

Utile sapere

Ascessi

Accumuli di pus che si formano a causa di un'infezione. Nel morbo di Crohn, possono verificarsi ascessi nell'intestino o nei tessuti circostanti.

Elettroliti

Minerali importanti per varie funzioni nel corpo, come la regolazione dell'equilibrio dei fluidi e la funzione nervosa e muscolare. Nel morbo di Crohn, possono verificarsi disturbi elettrolitici a causa di diarrea e malassorbimento.

Infiammazione transmurale

Un'infiammazione che coinvolge tutti gli strati della parete intestinale. Nel morbo di Crohn, questo è caratteristico e può portare alla formazione di fistole e ad altre complicazioni.

Stati ipocalcemici

Uno stato in cui il livello di calcio nel sangue è troppo basso. Questo può verificarsi nel morbo di Crohn a causa di un'assunzione ridotta di calcio e di un metabolismo alterato della vitamina D.

Perforazioni

Rotture nella parete intestinale che possono verificarsi come complicazione nel morbo di Crohn e possono essere potenzialmente letali.

Assorbimento dei nutrienti vs. attività della malattia nel morbo di Crohn

Correlazione tra l'attività del morbo di Crohn e l'efficienza di assorbimento dei nutrienti.

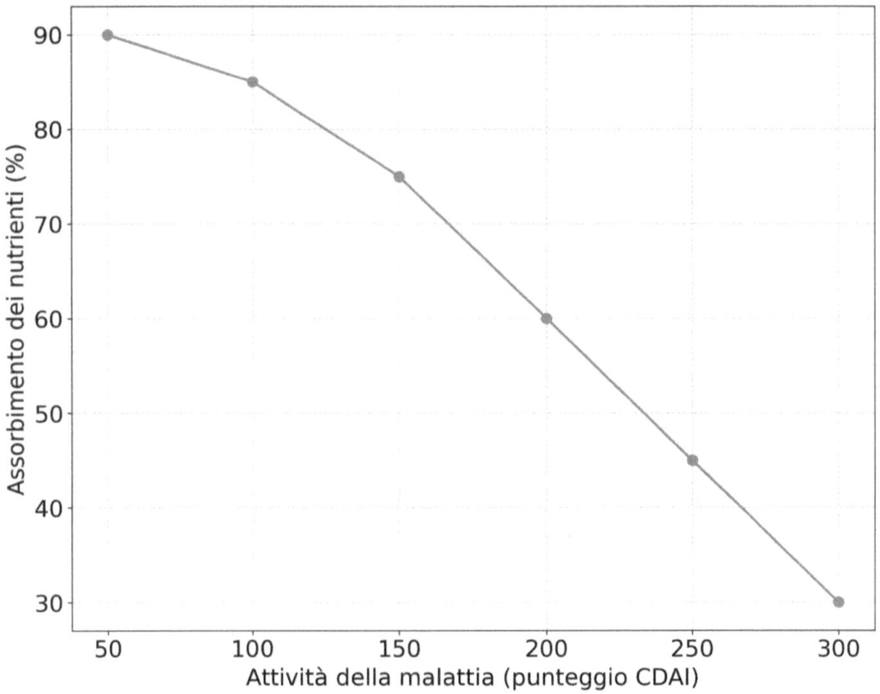

Questo grafico dimostra una relazione inversa tra l'attività del morbo di Crohn e l'assorbimento dei nutrienti. Con l'aumentare dell'attività della malattia, la capacità dell'intestino tenue di assorbire i nutrienti diminuisce, portando potenzialmente alla malnutrizione. Ciò evidenzia l'importanza di gestire l'attività della malattia per mantenere un'adeguata nutrizione nei pazienti con malattia di Crohn.

Utilizzo dei nutrienti

L'utilizzo dei nutrienti è compromesso nella malattia di Crohn a causa di vari fattori. Le infiammazioni e i danni alla mucosa intestinale, soprattutto nell'ileo, riducono la capacità di assorbimento di micronutrienti come vitamine e minerali, ma anche di macronutrienti [s16] [s17]. La localizzazione dell'infiammazione influisce su quali nutrienti siano particolarmente colpiti [s17]. Ad esempio, un'infiammazione nell'ileo terminale può compromettere gravemente l'assorbimento della vitamina B12. Inoltre, le sovracrescita batteriche nell'intestino tenue possono ulteriormente ridurre l'assorbimento dei nutrienti e aumentare la permeabilità della parete intestinale [s16]. Anche gli interventi chirurgici, in particolare quando vengono rimossi grandi tratti dell'ileo, peggiorano l'assorbimento dei nutrienti, poiché ci sono meno acidi biliari disponibili per la digestione dei grassi [s16]. La diarrea cronica, un sintomo tipico della malattia di Crohn, aggrava ulteriormente le perdite di nutrienti [s18]. Gli elettroliti come sodio, cloruro e potassio sono anch'essi colpiti. L'assorbimento di sodio e cloruro è ridotto, il che ostacola l'assorbimento di acqua, mentre la secrezione di potassio è aumentata [s18]. Nelle fasi gravi, ciò può portare a significative perdite di elettroliti e a uno squilibrio nel bilancio idrico ed elettrolitico [s18]. Una terapia adeguata può limitare queste perdite intestinali e stabilizzare il bilancio elettrolitico [s18]. Anche la dieta influisce sulla flora intestinale, che a sua volta può influenzare il decorso della malattia. Mentre una dieta ricca di fibre può avere un effetto protettivo, un elevato consumo di zucchero può aumentare il rischio di malattia di Crohn [s19]. Il fabbisogno proteico è generalmente normale nella fase di remissione, ma aumenta durante le riacutizzazioni a 1,2–1,5 g di proteine per chilogrammo di peso corporeo [s20]. L'alimentazione enterale, ovvero l'apporto di nutrienti tramite un sondino direttamente nell'intestino, può avviare la remissione e favorire la crescita, soprattutto nei bambini e negli adolescenti [s20]. In caso di grave malnutrizione, essa rappresenta un elemento importante della terapia

[s16]. Una dieta equilibrata e personalizzata, eventualmente integrata con integratori alimentari, è quindi essenziale per i pazienti con malattia di Crohn. Controlli medici regolari dello stato nutrizionale aiutano a riconoscere precocemente e trattare le carenze. Se necessario, può essere avviata una terapia nutrizionale, che include anche l'alimentazione enterale. Un adeguato apporto di nutrienti è fondamentale per prevenire carenze, supportare la guarigione e migliorare il benessere generale.

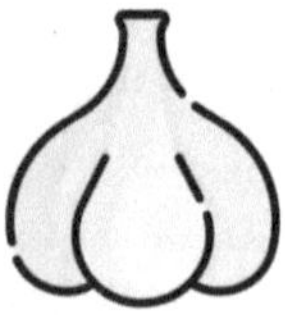

Utile sapere

Integratori alimentari

Preparati destinati a integrare l'apporto di nutrienti. Nella malattia di Crohn possono aiutare a compensare le carenze di vitamine, minerali e altri nutrienti.

Sovracrescita batterica

Una crescita eccessiva di batteri nell'intestino tenue. Questo può verificarsi nella malattia di Crohn e compromettere ulteriormente l'assorbimento dei nutrienti, poiché i batteri consumano i nutrienti stessi.

Micronutrienti

Nutrienti essenziali di cui il corpo ha bisogno in piccole quantità, come vitamine e minerali. Il loro assorbimento può essere compromesso nella malattia di Crohn a causa delle infiammazioni intestinali.

Terapia nutrizionale

Una consulenza e pianificazione nutrizionale adattata alle esigenze individuali dei pazienti con malattia di Crohn. Mira a ottimizzare l'apporto di nutrienti, ridurre le infiammazioni e alleviare i sintomi.

Assorbimento dei Nutrienti nel Morbo di Crohn

Confronto dell'assorbimento dei nutrienti nel Crohn rispetto alla digestione sana.

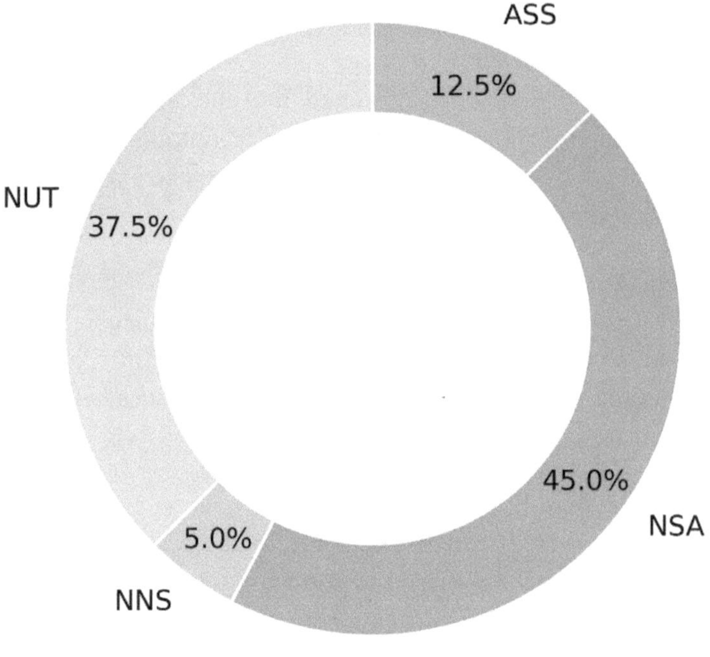

ASS: Nutrienti Assorbiti (Crohn)
NSA: Nutrienti Assorbiti (Sano)
NNS: Nutrienti Non Assorbiti (Sano)
NUT: Nutrienti Non Assorbiti (Crohn)

Questo grafico visualizza la ridotta capacità di assorbire i nutrienti essenziali negli individui con malattia di Crohn. Il segmento significativamente più piccolo che rappresenta l'assorbimento dei nutrienti evidenzia l'impatto dell'infiammazione e della compromissione della funzione intestinale. Questo malassorbimento può portare a carenze e ulteriori complicazioni di salute, sottolineando la necessità di una gestione nutrizionale nei pazienti con malattia di Crohn.

Bisogno energetico nel decorso della malattia

Il bisogno energetico nel morbo di Crohn cambia dinamicamente durante il decorso della malattia. Nelle fasi infiammatorie attive, aumenta a causa di vari fattori. Da un lato, l'infiammazione sistemica stessa porta a un maggiore consumo di energia. [s21] Allo stesso tempo, la malassorbimento e la diarrea cronica, tipiche manifestazioni del morbo di Crohn, possono compromettere notevolmente l'assorbimento e l'utilizzo dei nutrienti. [s21] Ciò significa che il corpo, nonostante un'assunzione alimentare adeguata, riesce a ottenere meno energia dal cibo. Inoltre, le perdite di sangue e proteine attraverso l'intestino aumentano ulteriormente il bisogno energetico. [s21] Un paziente con una riacutizzazione acuta ha quindi bisogno di più energia, anche se spesso tollera e utilizza meno cibo. Un apporto energetico insufficiente in questa situazione può portare a perdita di peso, riduzione della massa muscolare e indebolimento del sistema immunitario. Nelle fasi di remissione, quando l'infiammazione si è attenuata, il bisogno energetico di solito si normalizza. Tuttavia, anche in questa fase, sintomi residui e malassorbimento persistente possono influenzare il bisogno energetico. È particolarmente importante garantire un'adeguata fornitura di tutti i nutrienti per supportare la rigenerazione dell'intestino e prevenire una nuova riacutizzazione della malattia. La composizione della flora intestinale può essere influenzata dalla dieta e gioca anch'essa un ruolo nell'equilibrio energetico. I batteri intestinali producono, attraverso la fermentazione delle fibre, acidi grassi a catena corta, che servono come fonte di energia per le cellule della mucosa intestinale. [s22] Una flora intestinale alterata, come spesso si verifica nel morbo di Crohn, può compromettere questa produzione di energia e aumentare il bisogno di altre fonti energetiche. [s22] Anche un'infiammazione nell'intestino tenue, che ostacola l'assorbimento dei carboidrati, può aumentare indirettamente il bisogno energetico, poiché i carboidrati non digeriti nel colon possono portare a diarrea osmotica e

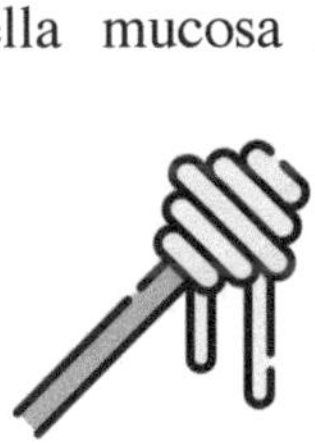

quindi causare perdite di energia. [s22] Una strategia nutrizionale personalizzata, che tenga conto del decorso attuale della malattia e delle esigenze individuali, è quindi essenziale. Un controllo medico regolare dello stato nutrizionale aiuta a determinare il bisogno energetico e a riconoscere precocemente eventuali carenze. Ad esempio, se necessario, si può richiedere una consulenza nutrizionale per garantire un apporto ottimale di nutrienti e supportare la terapia. Una dieta equilibrata con sufficiente energia e nutrienti è un elemento importante nella gestione del morbo di Crohn e contribuisce a migliorare la qualità della vita dei pazienti. La prevalenza della malnutrizione, che riguarda anche l'equilibrio energetico, sottolinea l'importanza di una dieta adeguata nel morbo di Crohn. [s21]

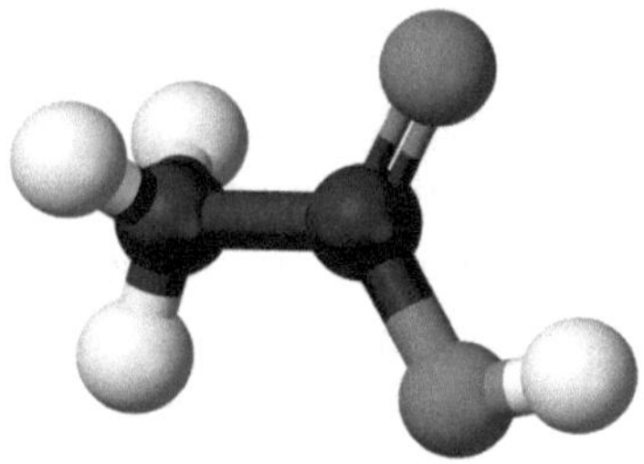

Acidi grassi a catena corta [i7]

Utile sapere

Acidi grassi a catena corta

Gli acidi grassi a catena corta sono composti organici che si formano durante la fermentazione delle fibre nel colon. Servono come fonte di energia per le cellule della mucosa intestinale e hanno effetti positivi sulla salute intestinale.

Diarrea osmotica

La diarrea osmotica si verifica quando componenti alimentari non digeriti legano acqua nell'intestino, rendendo le feci liquide. Nel morbo di Crohn, un'assunzione di carboidrati alterata nell'intestino tenue può portare a diarrea osmotica.

Remissione

Una fase di remissione nel morbo di Crohn indica un periodo in cui la malattia è inattiva e l'infiammazione si è attenuata. I sintomi sono ridotti o scomparsi in questo periodo. Una remissione può durare per periodi di tempo variabili.

Prevalenza

La prevalenza indica quante persone in un determinato gruppo di popolazione soffrono di una specifica malattia in un dato momento. Viene spesso espressa come percentuale o come numero di persone colpite per 100.000 abitanti.

Fabbisogno energetico nella malattia di Crohn

Illustra il fabbisogno energetico fluttuante durante le diverse fasi della malattia di Crohn.

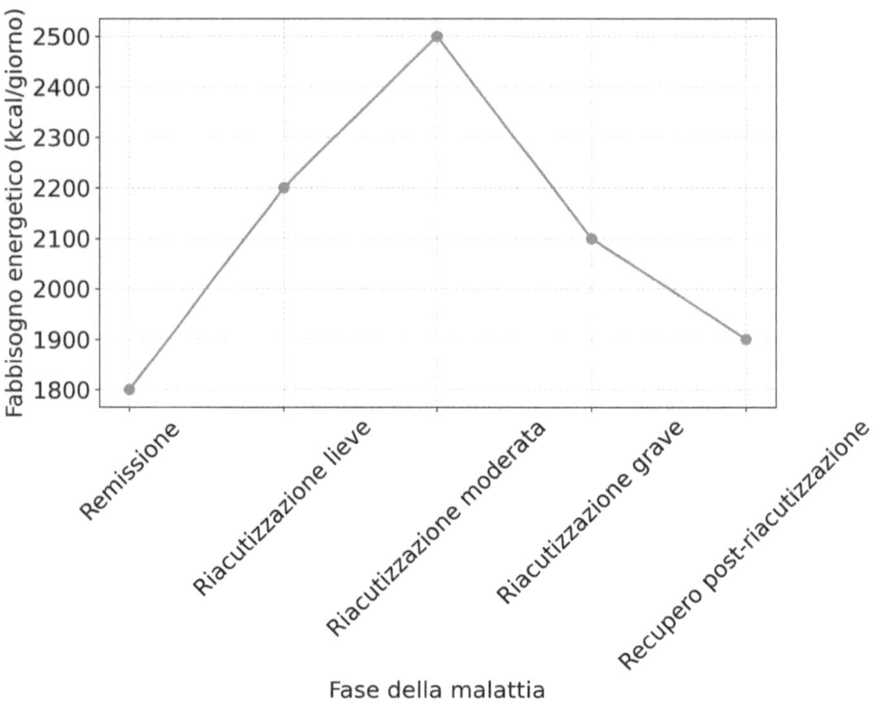

Questo grafico mostra come il fabbisogno energetico può variare significativamente nel corso della malattia di Crohn. L'aumento del fabbisogno durante le riacutizzazioni è probabilmente dovuto all'infiammazione e al malassorbimento, mentre i periodi di remissione mostrano un fabbisogno inferiore, ma potenzialmente ancora elevato, rispetto agli individui sani. Ciò sottolinea l'importanza del monitoraggio nutrizionale e di interventi dietetici personalizzati durante il corso della malattia.

1. 3 Peculiarità nutrizionali nella colite ulcerosa

La colite ulcerosa influisce notevolmente sulla digestione e sull'assorbimento dei nutrienti. Le intolleranze alimentari, dalla lattosio al glutine, si verificano frequentemente e possono intensificare i disturbi. Inoltre, la malattia compromette spesso la produzione di enzimi digestivi, causando ulteriori problemi nell'assorbimento dei nutrienti. Queste sfide richiedono una strategia nutrizionale adeguata. Il seguente paragrafo mette in luce le peculiarità alimentari nella colite ulcerosa e offre informazioni pratiche per un'ottimale fornitura di nutrienti e un maggiore benessere.

Nella colite ulcerosa, una strategia nutrizionale individuale è fondamentale, che tenga conto sia della fase della malattia (riacutizzazione o remissione) sia delle intolleranze individuali e delle possibili limitazioni della funzione digestiva.

Intolleranze alimentari

Le intolleranze alimentari si verificano frequentemente nella colite ulcerosa e possono aggravare i sintomi [s23]. Durante una riacutizzazione, l'intestino reagisce in modo più sensibile, il che peggiora le intolleranze esistenti [s23]. L'intolleranza al lattosio, ad esempio, può essere accentuata dalla mucosa intestinale danneggiata, poiché qui viene prodotto l'enzima lattasi, responsabile della digestione del lattosio [s23]. Una dieta priva di lattosio può alleviare i disturbi in tali fasi [s23]. Oltre al lattosio, anche la fruttosio, l'istamina e il nichel possono scatenare reazioni di intolleranza [s23]. Sebbene la frequenza della fruttosiointolleranza nella colite ulcerosa non sia ancora chiarita, studi indicano una maggiore incidenza nelle malattie intestinali croniche [s23]. Si sospetta che fattori genetici giochino un ruolo nell'intolleranza all'istamina [s23]. Anche il nichel può causare problemi nei pazienti con colite ulcerosa, che spesso mostrano una maggiore sensibilità al nichel [s23]. L'intolleranza al glutine non celiaca (NCGS) è anch'essa comune e una dieta priva di glutine può fornire sollievo a alcuni pazienti [s23]. La dieta Low-FODMAP, che riduce vari carboidrati fermentabili, può anche alleviare sintomi come dolori addominali e gonfiore, ma non influisce sui marcatori infiammatori [s24]. Al contrario, la dieta mediterranea mostra effetti positivi sui marcatori infiammatori e sul microbioma intestinale [s24] [s25]. Essa raccomanda il consumo di verdure, frutta, legumi, pesce e pollame magro, mentre la carne rossa e i prodotti a base di carne lavorata dovrebbero essere limitati [s25]. È importante considerare il tipo di fibre: le fibre solubili sono benefiche, mentre quelle insolubili dovrebbero essere ridotte durante le fasi di riacutizzazione [s25]. I prodotti lattiero-caseari fermentati, in particolare lo yogurt, possono avere effetti positivi [s26] [s25]. È fondamentale notare che diete non convenzionali, che spesso escludono alimenti ricchi di nutrienti, possono peggiorare lo stato di salute [s25]. Pertanto, un adattamento dietetico individuale che tenga

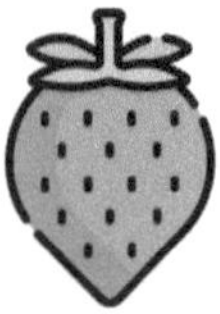

conto delle rispettive intolleranze è cruciale. Un paziente con intolleranza al lattosio e problemi con i prodotti integrali [s27] potrebbe, durante una riacutizzazione, passare a prodotti lattiero-caseari privi di lattosio e carboidrati facilmente digeribili come riso o pane bianco [s27], mentre in remissione prova gradualmente a reintrodurre i prodotti integrali in piccole quantità e ad ampliare la sua dieta con altri alimenti della dieta mediterranea.

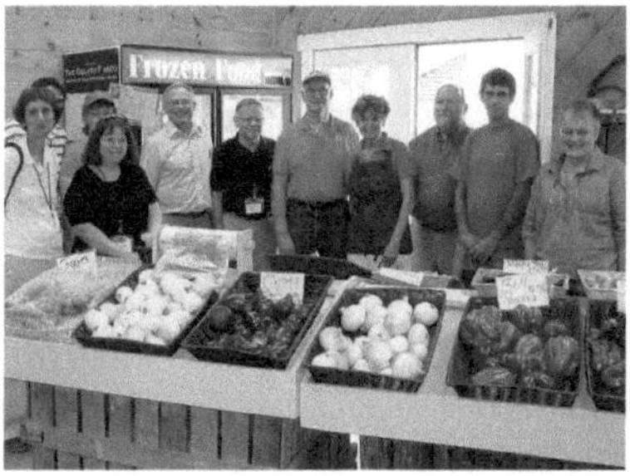

Dieta mediterranea [i8]

Dieta mediterranea

La dieta mediterranea è ricca di frutta, verdura, olio d'oliva, pesce e cereali integrali e povera di carne rossa e alimenti lavorati. È associata a effetti positivi sulla salute intestinale e sul benessere generale.

Fruttosiointolleranza

Nella fruttosiointolleranza, il corpo è solo parzialmente in grado di assorbire e utilizzare il fruttosio. Questo può portare a sintomi simili a quelli di un'intolleranza al lattosio.

Intolleranza al glutine non celiaca

L'intolleranza al glutine non celiaca (NCGS) descrive un'intolleranza al glutine che si manifesta in modo simile alla celiachia, ma senza gli anticorpi caratteristici e i danni alla mucosa intestinale. I sintomi possono includere dolori addominali, gonfiore e diarrea.

Intolleranza al lattosio

Un'intolleranza al lattosio può manifestarsi nella colite ulcerosa a causa del danno alla mucosa intestinale, il principale sito di produzione della lattasi, e può portare a disturbi come gonfiore, diarrea e crampi addominali.

Intolleranze alimentari comuni nella colite ulcerosa

Distribuzione delle intolleranze alimentari

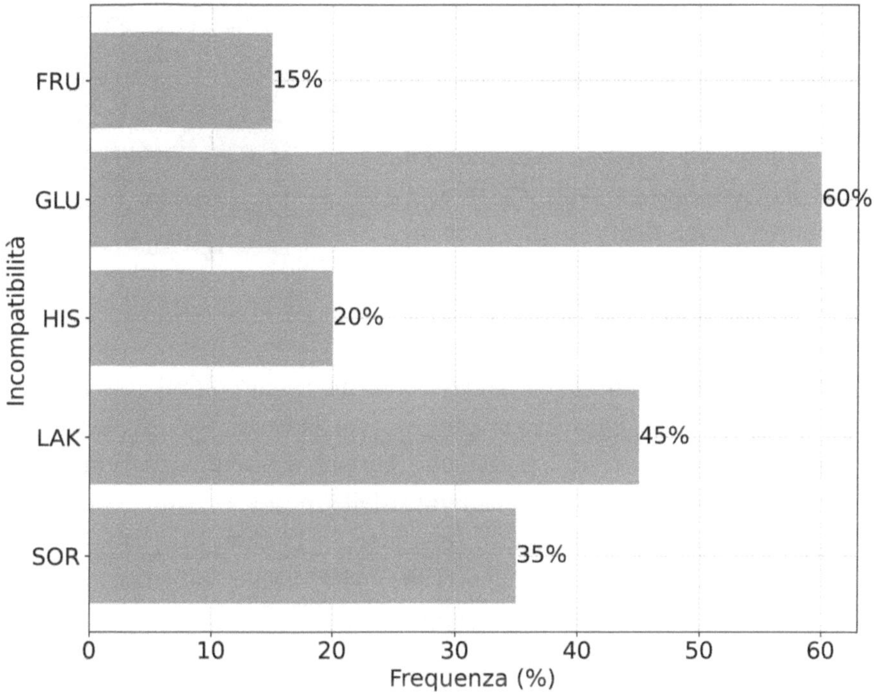

FRU: Fruttosio
GLU: Glutine
HIS: Istamina
LAK: Lattosio
SOR: Sorbitolo

L'intolleranza al lattosio è l'intolleranza più comune, seguita dall'intolleranza al glutine e al fruttosio. L'intolleranza all'istamina e al sorbitolo si verificano meno frequentemente. Ciò sottolinea l'importanza di un adattamento dietetico individuale nella colite ulcerosa.

Enzimi digestivi e assorbimento

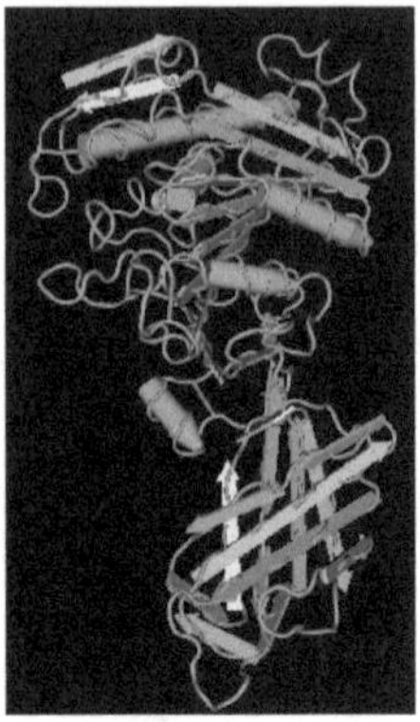

Lipasi [i9]

Gli enzimi digestivi svolgono un ruolo cruciale nell'assorbimento dei nutrienti e possono essere compromessi nella colite ulcerosa. Un insufficienza pancreatica esocrina (EPI), ovvero una produzione insufficiente di enzimi digestivi da parte del pancreas, si verifica in una percentuale significativa di pazienti con colite ulcerosa e può portare a una malassorbimento dei nutrienti [s28]. La scarsa scissione dei componenti alimentari come grassi, proteine e carboidrati da parte di enzimi come lipasi, proteasi e amilasi può causare vari disturbi. Una digestione insufficiente dei grassi può portare a diarrea, gonfiore e feci grasse, mentre una digestione alterata delle proteine o dei carboidrati può causare dolori addominali, gonfiore e perdita di peso. Diversi fattori possono contribuire a un'EPI nella colite ulcerosa, tra cui reazioni autoimmuni che danneggiano il pancreas, così come un reflusso di contenuto intestinale nel duodeno, che inibisce l'attività enzimatica [s28]. Anche una secrezione ridotta di ormoni che stimolano la funzione pancreatica può compromettere la fornitura di enzimi [s28]. Il trattamento dell'EPI nella colite ulcerosa è complesso e finora non sufficientemente studiato [s28]. Una terapia nutrizionale può alleviare i disturbi ottimizzando l'assorbimento dei nutrienti e riducendo il carico sul pancreas. Una dieta modificata con trigliceridi a catena media (MCT), che a differenza dei grassi a catena lunga non necessitano di scissione da parte della lipasi pancreatica, può facilitare la digestione dei grassi. Inoltre, i pazienti possono beneficiare di una terapia enzimatica personalizzata. Questa prevede l'assunzione di preparati enzimatici pancreatici durante i pasti, per sostituire gli enzimi mancanti e migliorare l'assorbimento dei nutrienti. Come un paziente con EPI beneficia di tale terapia si manifesta nella riduzione di sintomi come diarrea e gonfiore, nonché nel miglioramento del peso e del benessere generale. Un controllo medico regolare è importante per monitorare l'efficacia della terapia e apportare eventuali aggiustamenti.

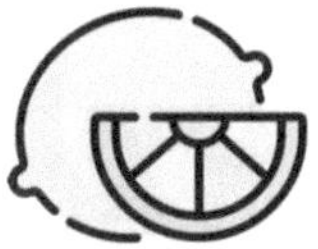

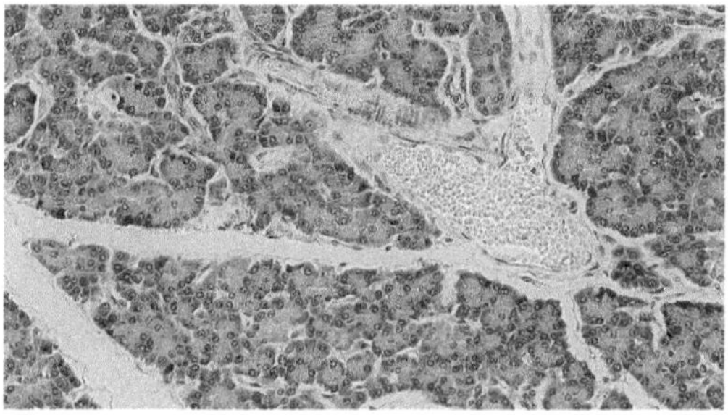

Pancreas [i10]

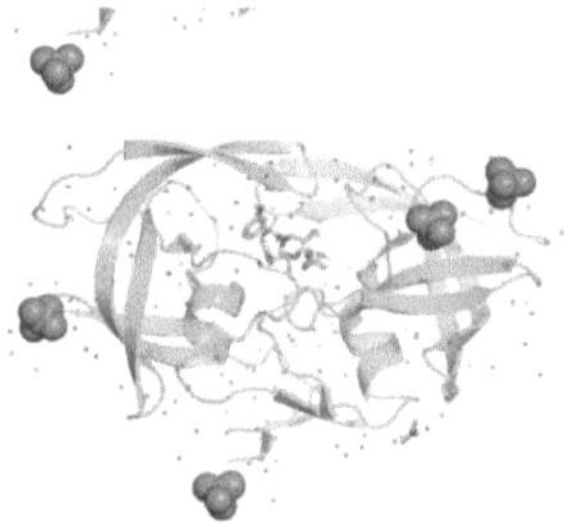

Proteasi [i11]

Utile sapere

Insufficienza pancreatica esocrina

Una condizione in cui il pancreas non produce sufficienti enzimi digestivi, il che può portare a problemi di assorbimento dei nutrienti e che si verifica più frequentemente nella colite ulcerosa.

Preparati enzimatici pancreatici

Farmaci che contengono enzimi digestivi e vengono assunti per supportare la funzione di un pancreas che lavora in modo insufficiente e migliorare l'assorbimento dei nutrienti.

Trigliceridi a catena media

Un tipo speciale di grasso che può essere assorbito più facilmente dal corpo rispetto ai grassi a catena lunga e quindi è raccomandato nella colite ulcerosa e nell'insufficienza pancreatica esocrina.

Attività degli enzimi digestivi e assorbimento dei nutrienti nella CU

Attività enzimatica, livello di pH e assorbimento dei nutrienti in relazione alla gravità dell'infiammazione nella colite ulcerosa.

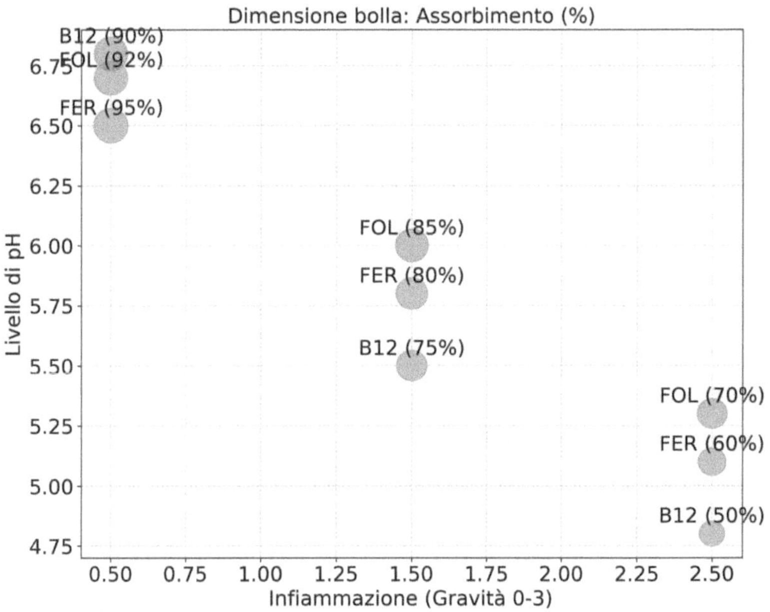

Blasengröße: Assorbimento (%)

- B12: Vitamina B12
- FER: Ferro
- FOL: Folato

Il grafico suggerisce una correlazione tra l'aumento dell'infiammazione e la riduzione dell'attività enzimatica, che influisce sull'assorbimento dei nutrienti. Livelli di pH più bassi nelle aree ad alta infiammazione potrebbero ostacolare ulteriormente la funzione enzimatica. In particolare, le aree con grave infiammazione mostrano un assorbimento significativamente ridotto di nutrienti chiave come la vitamina B12 e il ferro. Ciò evidenzia l'importanza di gestire l'infiammazione per supportare l'assorbimento ottimale dei nutrienti negli individui con CU.

Consigli concreti

- Progetta il tuo piano alimentare secondo il principio del semaforo: verde per alimenti ben tollerati, giallo per alimenti parzialmente tollerati e rosso per alimenti attualmente non tollerati.
- Aumenta gradualmente la tolleranza verso alimenti potenzialmente problematici come i legumi, attraverso l'ammollo e l'aumento lento della dimensione delle porzioni.
- Sfrutta le fasi senza sintomi per provare nuovi alimenti in piccole quantità e ampliare la tua lista di tollerabilità individuale.
- Crea il tuo "menu di emergenza" con piatti facilmente digeribili per le fasi acute.
- Varia la preparazione delle verdure: insalate crude in remissione, verdure al vapore durante le riacutizzazioni.
- Sostituisci il latte vaccino con alternative tollerabili come latte di mandorla, cocco o avena e osserva gli effetti.
- Punta su frullati fatti in casa con frutta e verdura facilmente digeribili, per garantire l'apporto di nutrienti anche in caso di mancanza di appetito.
- Integra regolarmente alimenti ricchi di omega-3 come semi di lino o semi di chia nella tua dieta, per modulare i processi infiammatori.
- Rendi i tuoi piatti più gustosi con erbe fresche come prezzemolo o menta, che possono supportare la digestione.
- Bevi un bicchiere d'acqua con una spruzzata di succo di limone prima dei pasti, per stimolare la produzione di acido gastrico.
- Scopri la varietà dei pseudocereali come quinoa o amaranto come alternativa digeribile al grano.

Revisione - 1. Principi fondamentali dell'alimentazione nelle malattie intestinali

Una dieta equilibrata gioca un ruolo decisivo nel benessere e nel decorso delle malattie infiammatorie croniche intestinali (CED). Soprattutto durante le fasi acute, il fabbisogno di proteine è aumentato per supportare il processo di guarigione e prevenire la perdita muscolare. Poiché l'assunzione di cibo in questa fase è spesso difficile, oltre a fonti proteiche facilmente digeribili come pesce, pollame magro, uova e prodotti lattiero-caseari fermentati, è possibile ricorrere anche a fonti proteiche supplementari. Discutete con il vostro medico o nutrizionista se integratori alimentari orali, nutrizione enterale o addirittura nutrizione parenterale siano adatti a voi per soddisfare al meglio il vostro fabbisogno individuale. In questo periodo, evitate il più possibile carne rossa e lavorata, poiché può irritare ulteriormente la mucosa intestinale. Le proteine vegetali provenienti da legumi sono una buona alternativa, ma dovrebbero essere ben cotte per migliorare la digeribilità.

Un altro aspetto importante è l'adeguato apporto di vitamine e minerali. Le CED possono portare a malassorbimento, compromettendo l'assorbimento di micronutrienti importanti come la vitamina B12, l'acido folico, le vitamine D e K, e minerali come ferro, calcio e magnesio. Esami del sangue regolari aiutano a rilevare eventuali carenze in modo tempestivo. Parlate con il vostro medico riguardo a quali integratori possano essere utili per voi. Fate particolare attenzione a un adeguato apporto di liquidi ed elettroliti, soprattutto in caso di diarrea, che si verifica frequentemente nelle CED. Bevande contenenti elettroliti possono aiutare a compensare le perdite. Anche in questo caso, è fondamentale una consulenza individuale da parte del vostro medico o nutrizionista per trovare il giusto equilibrio.

Nel morbo di Crohn, la proliferazione batterica nell'intestino tenue e le infiammazioni possono rendere difficile l'assorbimento dei nutrienti. Soprattutto l'assorbimento della vitamina B12 nell'ileo terminale è spesso compromesso. Il fabbisogno energetico varia nel decorso della malattia. Mentre aumenta durante le fasi acute a causa dei processi infiammatori e delle perdite di nutrienti, di solito si normalizza nelle fasi di remissione. Una dieta ricca di fibre può influenzare positivamente la flora intestinale e promuovere la formazione di acidi grassi a catena corta, che a loro volta servono come fonte di energia per la mucosa intestinale. Tuttavia, durante le fasi acute, è importante consumare principalmente fibre solubili, poiché le fibre insolubili possono aggravare i sintomi.

Le intolleranze alimentari non sono rare nelle CED e possono peggiorare i sintomi. Lattosio, fruttosio, istamina e nichel sono fattori scatenanti comuni. Tenete un diario alimentare per identificare le intolleranze e provate a escludere questi alimenti dalla vostra dieta. La dieta mediterranea si è dimostrata vantaggiosa per le CED, poiché è ricca di alimenti antinfiammatori. Quando pianificate la vostra alimentazione, considerate le vostre esigenze e intolleranze individuali. Non esitate a chiedere supporto professionale. Un nutrizionista specializzato in CED può aiutarvi a creare un piano alimentare su misura.

L'implementazione di una dieta adeguata per le CED può sembrare inizialmente una sfida. Tuttavia, con il giusto supporto e un atteggiamento positivo, potete ottimizzare la vostra alimentazione e migliorare significativamente la vostra qualità della vita. Ricordate: una dieta sana non è un concetto rigido, ma un processo che potete plasmare attivamente.

2. Scelta e preparazione degli alimenti

Cosa finisce ogni giorno nel suo piatto - e quanto bene il suo intestino tollera i pasti? La scelta e la preparazione degli alimenti giocano un ruolo centrale nel benessere personale in caso di malattie infiammatorie croniche intestinali. Con le giuste conoscenze, è possibile ridurre significativamente i disturbi e migliorare la qualità della vita. Questo capitolo le mostra quali alimenti sono particolarmente adatti e come prepararli al meglio. Scopra come ottimizzare la sua alimentazione passo dopo passo - per più giorni senza disturbi.

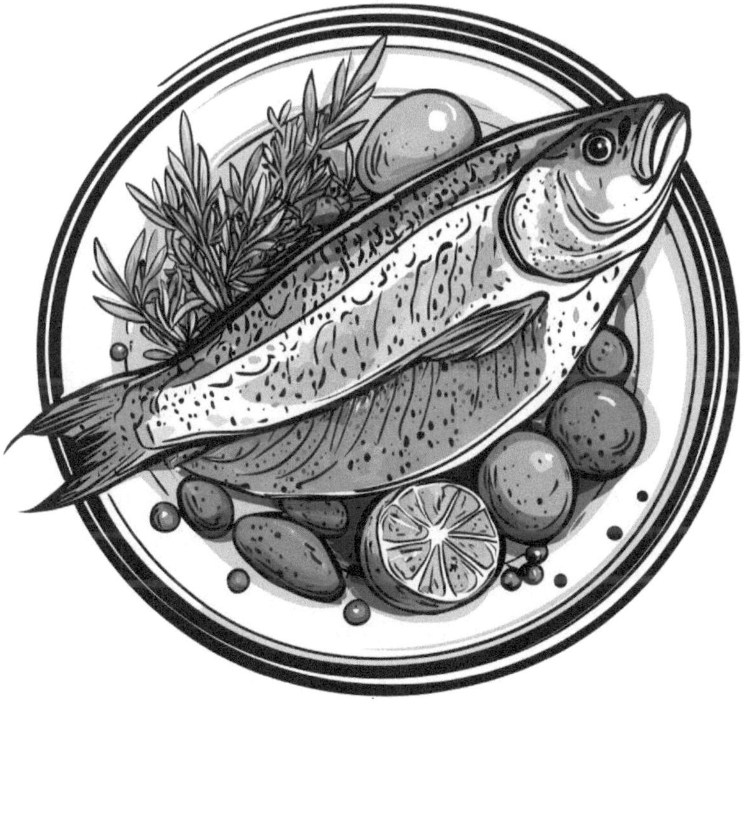

2. 1 Alimenti di base tollerabili

La scelta corretta degli alimenti di base gioca un ruolo decisivo nel benessere delle persone con malattie infiammatorie croniche intestinali. I prodotti a base di cereali, le fonti proteiche e le verdure forniscono nutrienti importanti, ma possono anche causare disturbi a seconda della tolleranza individuale. I FODMAP, le fibre e alcune modalità di preparazione influenzano la digestione e dovrebbero essere considerati con attenzione. Questa sezione offre una panoramica pratica sui gruppi alimentari tollerabili e le loro caratteristiche nel contesto delle CED. Illustra le sfide nella scelta degli alimenti e fornisce indicazioni iniziali per un'alimentazione adeguata alle esigenze. Scoprite di seguito come una scelta e una preparazione mirate dei vostri alimenti di base possano alleviare i vostri disturbi e migliorare la vostra qualità della vita.

Con le CED, la tolleranza agli alimenti varia da persona a persona. Pertanto, è importante osservare la propria tolleranza e adattare di conseguenza il piano alimentare, ad esempio aumentando gradualmente l'assunzione di fibre. Alimenti di base ben tollerati sono spesso riso, pane senza glutine, quinoa, avena, carne magra, pollame, pesce, uova, latticini senza lattosio, funghi e, a seconda della tolleranza individuale, verdure cotte.

Prodotti a base di cereali e alternative

Nelle malattie infiammatorie croniche intestinali (CED), la scelta dei prodotti a base di cereali richiede particolare attenzione. Il grano e la segale, ricchi di FODMAPs (oligosaccaridi, disaccaridi, monosaccaridi fermentabili e polioli), possono aggravare i sintomi in alcune persone, poiché questi zuccheri vengono assorbiti male nell'intestino tenue e fermentati nel colon [s29] [s30]. Ciò può portare a sintomi come gonfiore, dolori addominali e diarrea. Riso, pane senza glutine, quinoa e avena, in particolare i prodotti a base di avena pura, sono invece spesso ben tollerati [s29] [s30] [s31]. Quest'ultima contiene Beta-Glucano, una fibra solubile che può influenzare positivamente la salute intestinale [s31]. Il beta-glucano viene fermentato dalla flora intestinale, il che può modificare favorevolmente la composizione della microbiota e stimolare la produzione di acidi grassi a catena corta (SCFAs) [s31]. Gli SCFAs servono come fonte di energia per le cellule intestinali e hanno un effetto antinfiammatorio. Nella celiachia, una malattia autoimmune scatenata dall'intolleranza al glutine, i prodotti a base di avena pura sono anch'essi adatti, ma è importante prestare attenzione a possibili contaminazioni incrociate durante la lavorazione [s31]. Una colazione a base di fiocchi d'avena con latte di riso e frutta a basso contenuto di fruttosio (tra cui banane o

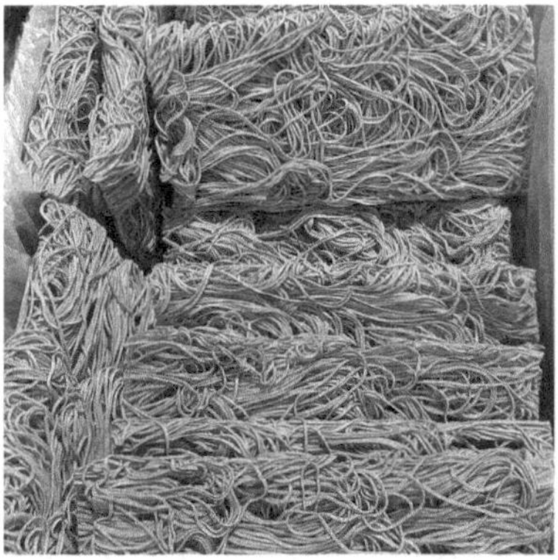

Farina di grano saraceno [i12]

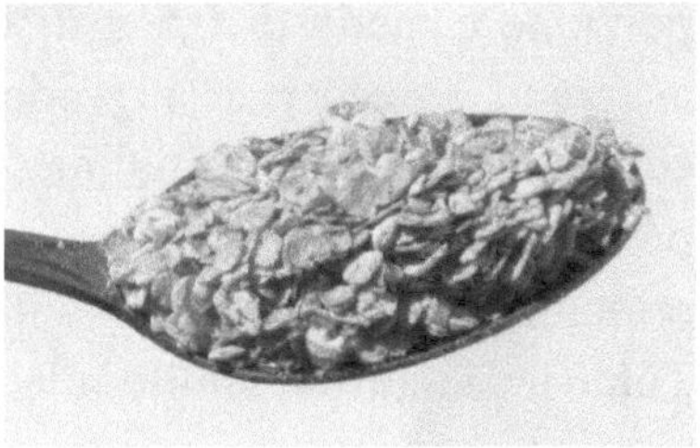

Fiocchi d'avena [i13]

bacche) può quindi essere un'opzione tollerabile e nutriente per le CED. La mediterrane_ernaehrung, ricca di fibre, può anch'essa avere effetti positivi sulla salute intestinale, riducendo i fattori infiammatori [s29]. Tuttavia, la tolleranza individuale alle fibre nelle CED è variabile. Mentre un elevato consumo di fibre può ridurre il rischio di CED [s29], gli alimenti ricchi di fibre possono anche aggravare i sintomi in caso di disturbi esistenti [s29]. Pertanto, è consigliabile aumentare gradualmente l'assunzione di fibre e osservare la reazione individuale del corpo. Oltre ai prodotti a base di cereali, le alternative vegetali offrono ulteriori possibilità per ampliare il piano alimentare. Il latte di soia, il latte di riso o il latte di noci possono sostituire il latte vaccino e i prodotti sostitutivi della carne a base di soia, glutine di frumento o legumi offrono una fonte alternativa di proteine [s32]. In caso di intolleranza al fruttosio, si raccomandano alimenti con meno di 3 g di fruttosio per porzione e meno di 0,5 g di fruttosio libero per 100 g [s30]. La farina di grano saraceno e i prodotti a base di mais sono qui alternative cereali adatte [s30]. Inulina, una fibra solubile vegetale, agisce come prebiotico e può migliorare la salute intestinale promuovendo la crescita di batteri utili e aumentando la produzione di SCFAs [s33]. Tuttavia, l'inulina, simile alle fibre, può causare effetti collaterali come gonfiore in alcuni pazienti con CED [s33]. Pertanto, anche in questo caso è importante un dosaggio cauto e l'osservazione della tolleranza individuale.

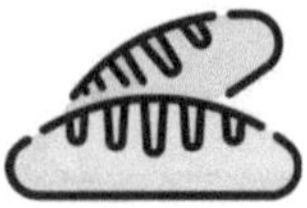

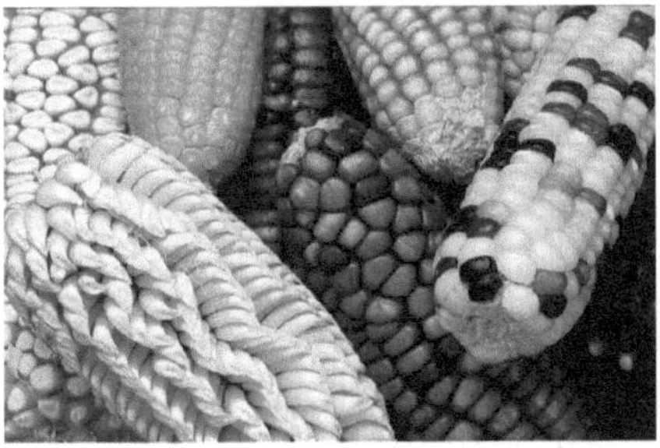

Mais [i14]

Quinoa [i15]

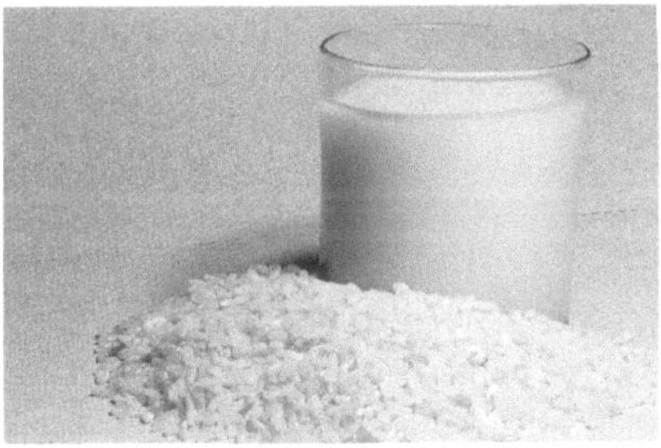

Latte di riso [i16]

Utile sapere

Beta-Glucano

Il beta-glucano è una fibra solubile presente nell'avena. Può influenzare positivamente la salute intestinale promuovendo la crescita di batteri utili e stimolando la produzione di acidi grassi a catena corta. Questi acidi grassi possono ridurre le infiammazioni nell'intestino e fornire energia alle cellule intestinali.

FODMAPs

I FODMAPs sono un gruppo di carboidrati che vengono assorbiti male nell'intestino tenue e possono essere fermentati nel colon. Nelle persone con CED, il consumo di FODMAPs può portare a disturbi come gonfiore, dolori addominali e diarrea. Una riduzione dei FODMAPs nella dieta può contribuire ad alleviare questi sintomi.

Intolleranza al fruttosio

L'intolleranza al fruttosio è un'intolleranza alimentare in cui il corpo non riesce a metabolizzare correttamente il fruttosio. Il consumo di alimenti contenenti fruttosio può causare disturbi digestivi come gonfiore, dolori addominali e diarrea.

Inulina

L'inulina è una fibra solubile presente in molte piante, tra cui cicoria, topinambur e cipolle. Agisce come prebiotico, promuovendo la crescita di batteri utili nell'intestino. L'inulina può migliorare la salute intestinale, ma può causare gonfiore in alcune persone.

Tolleranza ai cereali

Tolleranza di diversi tipi di cereali

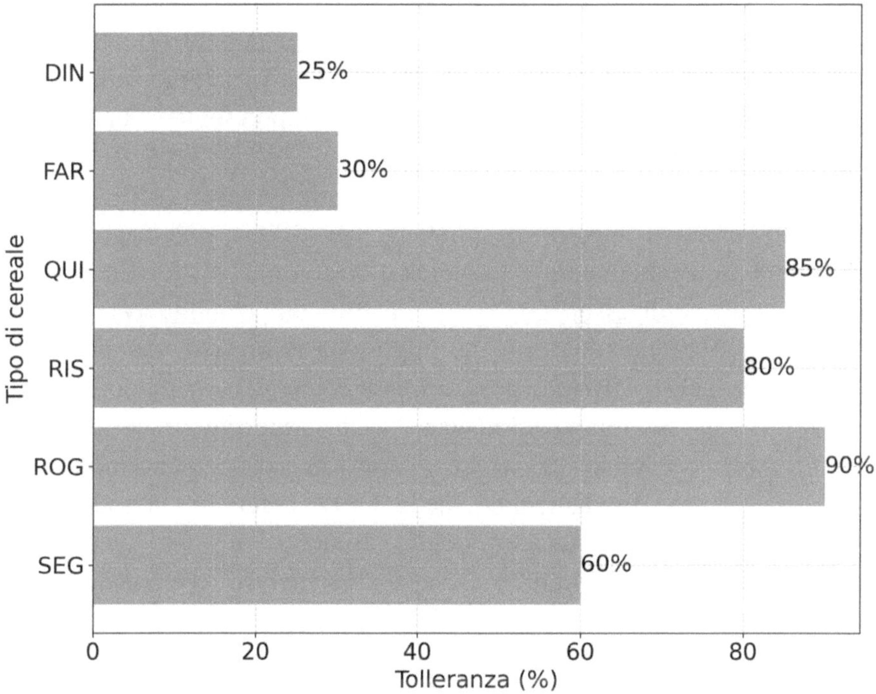

DIN: Farro

FAR: Avena

QUI: Quinoa

RIS: Riso

ROG: Segale

SEG: Grano

Avena, riso e quinoa mostrano un'elevata tolleranza. Grano e segale hanno una tolleranza inferiore e dovrebbero essere limitati o evitati se necessario. Il farro è nella fascia media e può essere tollerato in modo diverso a livello individuale.

Alimenti ricchi di proteine

Le proteine sono essenziali per il corpo, in particolare per la costruzione e la riparazione dei tessuti, un aspetto particolarmente rilevante nelle malattie infiammatorie croniche intestinali (CED). Le fonti proteiche adatte per le CED includono carne magra, pollame, pesce, uova e alcuni prodotti lattiero-caseari – in particolare le varianti senza lattosio, che sono meglio tollerate da molti pazienti [s34] [s35]. Ad esempio, uno yogurt di soia o un latte senza lattosio possono rappresentare una buona alternativa ai prodotti a base di latte vaccino. Oltre ai prodotti animali, anche i funghi offrono una preziosa fonte di proteine [s36]. Con un contenuto proteico medio di 23,80 g per 100 g di massa secca, rappresentano un'alternativa economica e di alta qualità, fornendo anche tutti gli aminoacidi essenziali [s36]. La loro utilizzabilità per il corpo (60-70%) può essere ulteriormente migliorata attraverso vari metodi di preparazione [s36]. I funghi possono essere integrati in modo versatile nel piano alimentare – sia come contorno, in zuppe, salse o come parte di piatti vegetariani. È fondamentale, nelle CED, osservare la tollerabilità individuale degli alimenti e, se necessario, sviluppare un "sistema semaforo" personale, come fanno alcuni pazienti [s35]. In questo modo, è possibile creare a lungo termine un piano alimentare equilibrato e tollerabile che soddisfi le proprie esigenze individuali.

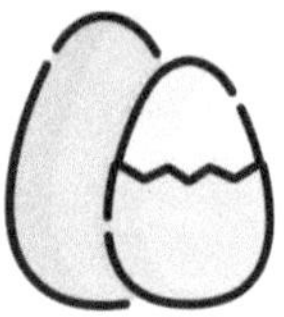

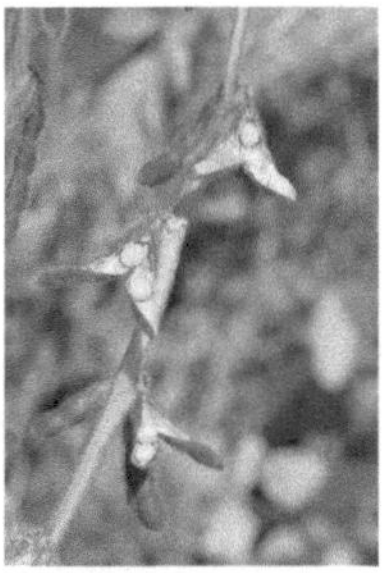

Soia [i17]

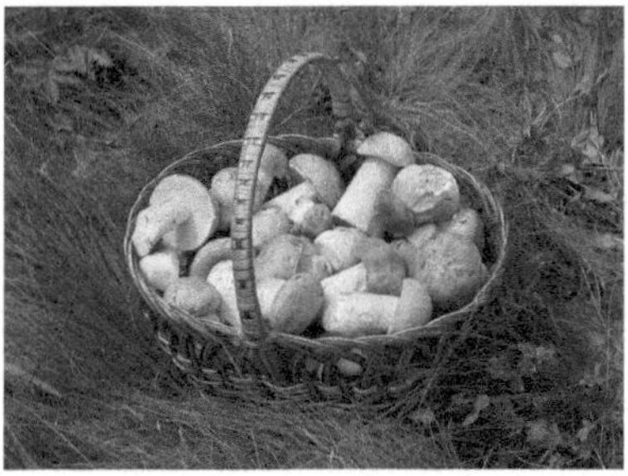

Fungo [i18]

Utile sapere

Aminoacidi essenziali

Gli aminoacidi essenziali sono mattoni delle proteine che il corpo non può produrre autonomamente e devono quindi essere assunti attraverso l'alimentazione. Sono importanti per la costruzione e la riparazione dei tessuti, la funzione immunitaria e molti altri processi metabolici. Nelle CED, l'assorbimento dei nutrienti, compresi gli aminoacidi, può essere compromesso, pertanto è importante consumare fonti proteiche di alta qualità che forniscano tutti gli aminoacidi essenziali.

Intolleranza al lattosio

Nell'intolleranza al lattosio, al corpo manca l'enzima lattasi, necessario per la digestione dello zucchero del latte, il lattosio. Il lattosio non digerito può causare disturbi come gonfiore, dolori addominali e diarrea, aggravando i sintomi di una CED. I prodotti senza lattosio consentono ai pazienti di gustare i prodotti lattiero-caseari senza questi effetti collaterali.

Biodisponibilità

La biodisponibilità indica quanto bene un nutriente può essere assorbito e utilizzato dal corpo. Vari fattori, come la preparazione degli alimenti o la combinazione con altri cibi, possono influenzare la biodisponibilità. Nelle CED, è importante scegliere alimenti e metodi di preparazione che garantiscano un'alta biodisponibilità dei nutrienti.

Fonti di Proteine per IBD

Distribuzione di proteine vegetali e animali per una dieta IBD sana.

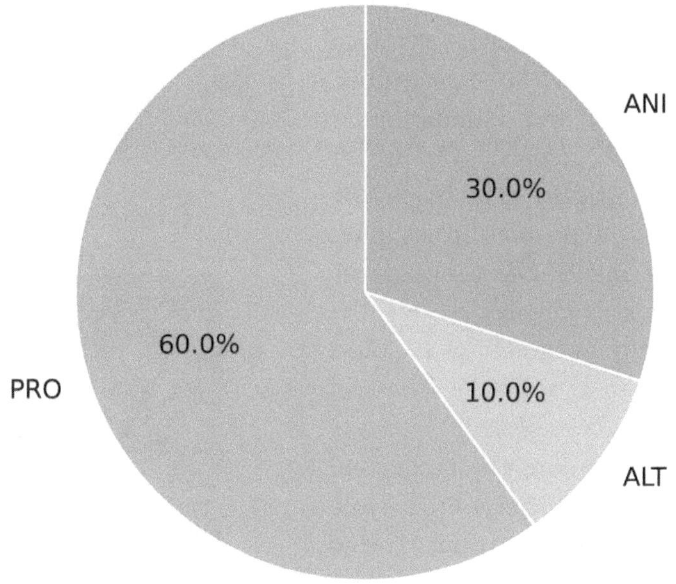

- ALT: Altre Fonti Proteiche (Yogurt Greco, Quinoa)
- ANI: Proteine Animali Magre (Pesce, Pollame, Uova)
- PRO: Proteine Vegetali (Legumi, Tofu, Noci, Semi)

Questo grafico visualizza un apporto proteico equilibrato che enfatizza le fonti vegetali, che sono generalmente più delicate sull'apparato digerente durante le riacutizzazioni di IBD. Sebbene siano incluse proteine animali magre, la maggiore proporzione di proteine vegetali riflette l'attenzione su alimenti ricchi di fibre e nutrienti che supportano la salute intestinale.

Tipi di verdura e metodi di preparazione

Le verdure forniscono vitamine, minerali e fibre, essenziali per una dieta sana. Tuttavia, nella malattia infiammatoria intestinale cronica (CED), la scelta e la preparazione sono fondamentali per minimizzare i disturbi. Mentre alcune varietà di verdura sono ricche di fibre che favoriscono la salute intestinale, altre, in particolare quelle che causano gas come broccoli, cavoli o cipolle, possono portare a gonfiore e dolori addominali in alcune persone. Pertanto, è consigliabile testare inizialmente le verdure che producono gas, ricche di fodmaps, in piccole quantità o consumarle cotte, poiché ciò può migliorare la tolleranza. Le verdure consentite nella dieta specifica per carboidrati (SCD), come carote, zucchine o spinaci, possono generalmente essere consumate senza problemi, poiché sono povere di carboidrati complessi che, secondo la SCD, potrebbero portare a dysbiosi batterica e quindi a infiammazioni. Anche la dieta del protocollo autoimmune (AIP) offre orientamenti, ponendo l'accento su verdure che non appartengono alle solanacee, come verdure a foglia verde, asparagi o cavolfiori. Un cavolfiore al vapore con pesce al vapore e riso potrebbe rappresentare un pasto ben tollerato e ricco di nutrienti nell'ambito dell'AIP. Anche la preparazione gioca un ruolo importante. Cuocere a vapore, stufare o bollire rende le

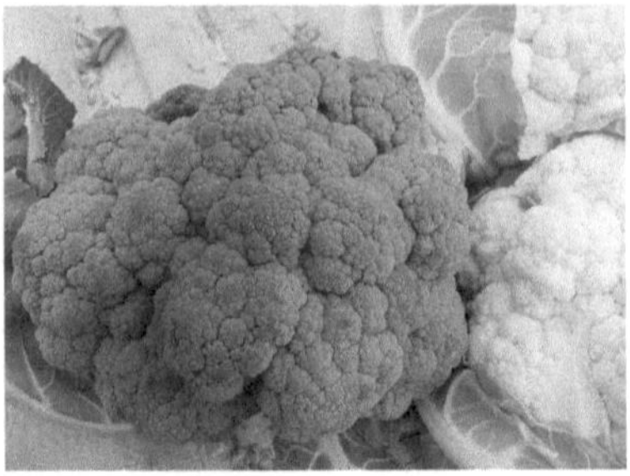

Cavolfiore [i19]

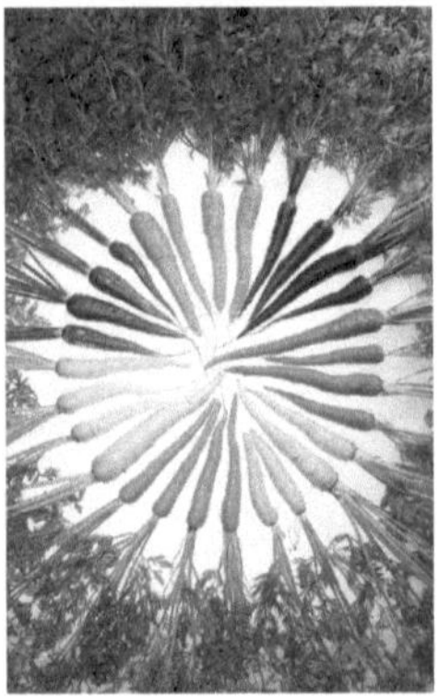

Carote [i20]

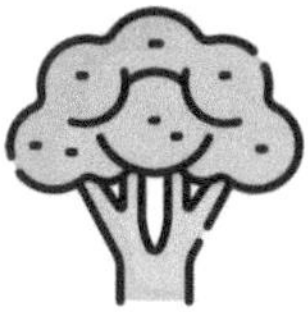

verdure più morbide e più facili da digerire. Le verdure crude sono spesso meno tollerate nella CED, specialmente durante le fasi attive della malattia. Zuppe frullate o frullati a base di verdure ben tollerate possono offrire un'alternativa delicata e facilitare l'assorbimento dei nutrienti. È importante osservare la tolleranza individuale delle diverse varietà di verdura e metodi di preparazione e adattare di conseguenza il piano alimentare. Irritable Bowel Syndrome – FODMAP Trigger Food List. Monash University.

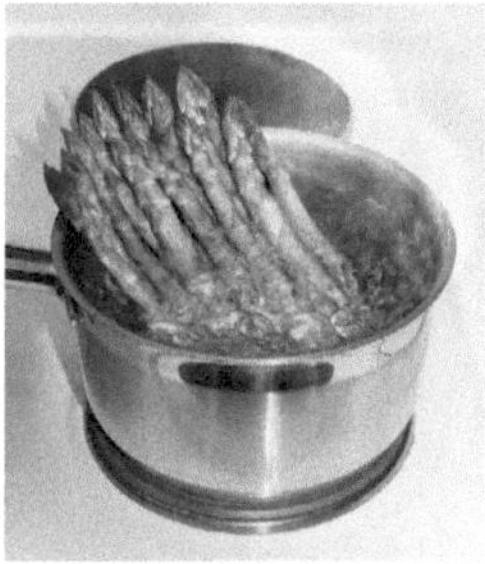

Asparagi [i21]

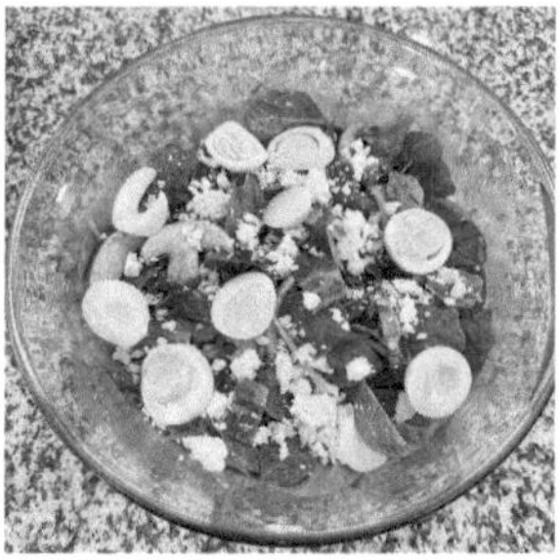

Spinaci [i22]

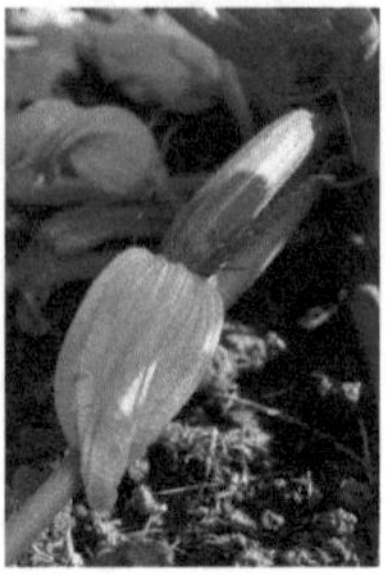

Zucchina [i23]

Tollerabilità delle verdure nell'IBD in base al metodo di preparazione

Visualizzazione della tollerabilità delle verdure per metodo di cottura.

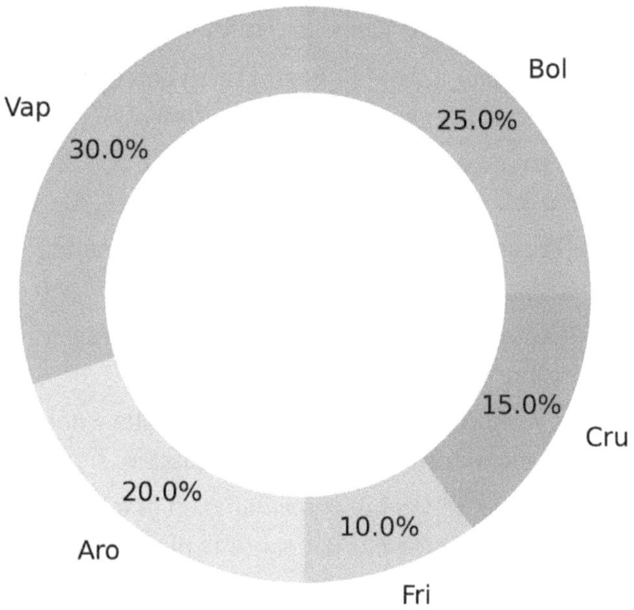

Aro: Arrosto

Bol: Bollito

Cru: Crudo

Fri: Fritto

Vap: Vapore

Le verdure al vapore e bollite mostrano la più alta tollerabilità, probabilmente grazie alla loro consistenza più morbida e al ridotto contenuto di fibre rispetto alle verdure crude o fritte. Ciò suggerisce che i pazienti con IBD potrebbero trarre beneficio dalla scelta di questi metodi di preparazione per ridurre al minimo il disagio digestivo. Mentre le verdure arrosto offrono un compromesso, le opzioni crude e fritte sono generalmente meno tollerate e dovrebbero essere consumate con cautela.

Consigli concreti

- Scoprite il mondo del miglio e sperimentate con diverse varietà di miglio come il miglio bruno o il miglio dorato nelle vostre ricette.
- Macinate cereali tollerabili come riso o avena e preparate pane o panini freschi.
- Preparate una cremosa pappa di cereali con riso cotto, latte di mandorle e spezie come cannella o cardamomo.
- Tostate noci e semi tollerabili e utilizzateli come guarnizione per insalate o zuppe, per aggiungere nutrienti preziosi e consistenza.
- Cuocete le patate con la buccia e poi frullatele con un po' di brodo tollerabile e erbe per ottenere una zuppa cremosa.
- Sostituite la pasta tradizionale con noodles di verdura fatti in casa a base di zucchine, carote o patate dolci.
- Create colorate e nutrienti Buddha Bowl con diverse varietà di cereali, verdure e proteine tollerabili.
- Preparate un caldo sformato di cereali con frutta e noci tollerabili come colazione o dessert sostanzioso e salutare.
- Germinate cereali tollerabili come quinoa o grano saraceno per aumentarne il contenuto nutrizionale e la digeribilità.
- Integrate regolarmente il topinambur, cotto o frullato, nella vostra dieta e beneficiate dell'inulina prebiotica.
- Scoprite la varietà di farine senza glutine e sperimentate con farina di teff, cocco o mandorle nelle vostre creazioni da forno.

2. 2 Gruppi di alimenti critici

I prodotti lattiero-caseari, le fibre e le spezie/additivi giocano un ruolo cruciale nelle malattie infiammatorie croniche intestinali (CED). I loro effetti sull'attività della malattia sono complessi e talvolta contraddittori. Mentre alcuni alimenti possono promuovere l'infiammazione o influenzare negativamente la flora intestinale, altri offrono il potenziale per alleviare i sintomi e sostenere la salute intestinale. Questo capitolo mette in luce le attuali scoperte scientifiche su questi gruppi alimentari critici e il loro impatto sulle CED. Si discutono sia i potenziali rischi che le opportunità che il consumo mirato o l'astensione possono offrire. Acquisisci chiarezza sull'influenza della tua alimentazione sulle CED e scopri come ottimizzare la tua scelta alimentare.

> *Per le CED è consigliabile un cambiamento alimentare individuale che riduce gli alimenti altamente trasformati con additivi e pone l'accento su ingredienti freschi, erbe e spezie.*

Prodotti lattiero-caseari e prodotti sostitutivi

I prodotti lattiero-caseari sono un tema controverso nel contesto delle malattie infiammatorie croniche intestinali (CED). Mentre alcuni studi osservano un alto consumo di prodotti lattiero-caseari nei pazienti con CED [s37], altri suggeriscono che i prodotti lattiero-caseari non aumentano i biomarker infiammatori e possono persino avere effetti anti-infiammatori [s38]. Non ci sono prove chiare che i pazienti con CED soffrano più frequentemente di intolleranza al lattosio rispetto alla popolazione generale [s39]. Tuttavia, durante le riacutizzazioni acute o in presenza di intolleranza al lattosio, si raccomanda di astenersi dai prodotti lattiero-caseari [s40]. Come sostituti, si offrono alternative vegetali arricchite di calcio o fermentierte [s40]. Questi ultimi, come lo yogurt naturale o il kefir, sono spesso meglio tollerati, poiché i microrganismi contenuti producono lattasi, che scompone il zucchero del latte, il lattosio [s39]. I formaggi lavorati e la panna possono essere sostituiti con formaggi fermentati. Gli yogurt aromatizzati contengono spesso molto zucchero, pertanto gli yogurt naturali, a cui si può aggiungere dolcificante, sono più adatti [s38]. I formaggi stagionati, lo yogurt e il kefir contengono inoltre meno lattosio [s38]. In caso di problemi di tolleranza, le varianti senza lattosio e porzioni più piccole distribuite durante la giornata possono aiutare [s38]. Il ruolo del TGF-β presente nei prodotti lattiero-caseari, un fattore di crescita coinvolto nella regolazione immunitaria, richiede ulteriori ricerche in relazione alle CED [s40]. Sebbene i prodotti lattiero-caseari forniscano calcio e altri nutrienti importanti [s41], gli effetti sull'attività della malattia e sulla flora intestinale nelle CED non sono ancora completamente chiariti e sono oggetto di ulteriori ricerche [s37].

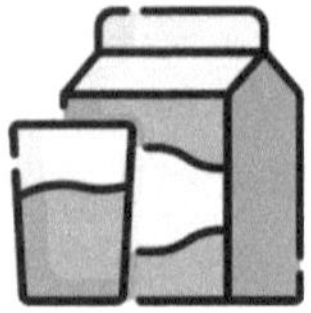

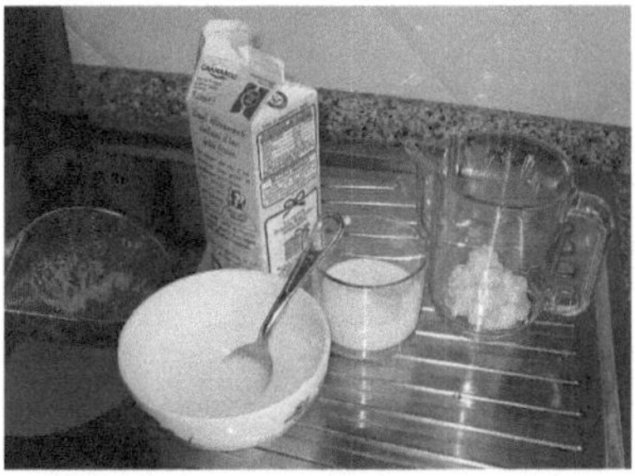

Kefir [i24]

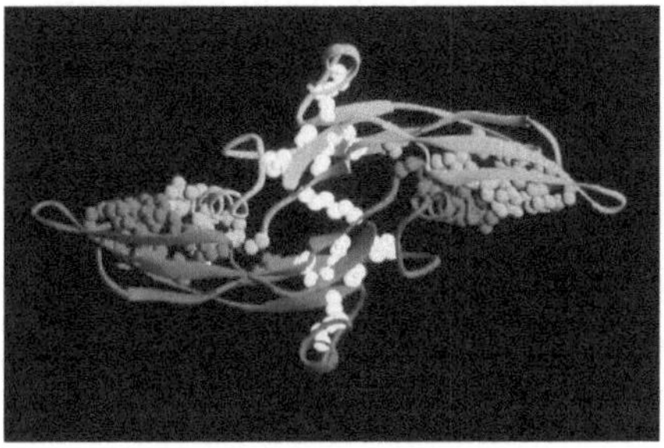

TGF-beta [i25]

Utile sapere

Calcio

Il calcio è un minerale importante per la formazione delle ossa e la funzione muscolare. Poiché i prodotti lattiero-caseari sono una fonte principale di calcio, è importante utilizzare fonti alternative di calcio in caso di astensione da essi, per prevenire carenze.

Biomarker

I biomarker sono parametri biologici misurabili che possono indicare uno stato o una malattia specifica. In relazione alle CED, i biomarker possono ad esempio indicare l'attività infiammatoria.

Intolleranza al lattosio

Nell'intolleranza al lattosio manca l'enzima lattasi nell'intestino tenue, necessario per la scissione dello zucchero del latte, il lattosio. Il lattosio non digerito può causare disturbi come gonfiore, dolori addominali e diarrea nel colon, aggravando i sintomi di una CED.

Lattasi

La lattasi è un enzima prodotto nell'intestino tenue che scinde lo zucchero del latte, il lattosio, nei suoi componenti glucosio e galattosio. Questi zuccheri semplici possono poi essere assorbiti dal corpo.

Confronto nutrizionale: latte vaccino vs. alternative (rilevante per l'IBD)

Nutrienti chiave nel latte vaccino e nei suoi sostituti comuni

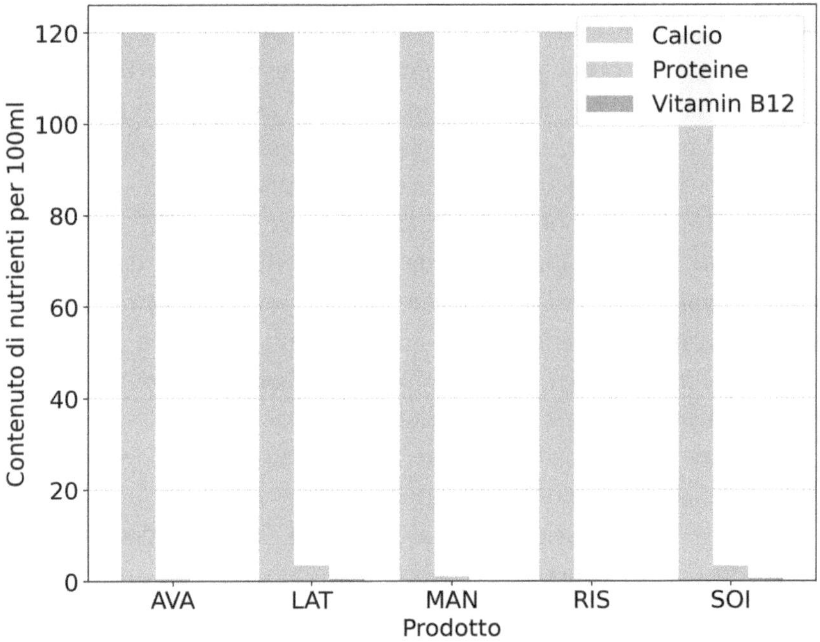

AVA: Latte di Mandorla

LAT: Latte di Mucca

MAN: Latte d'Avena

RIS: Latte di Riso

SOI: Latte di Soia

Questo grafico evidenzia i diversi profili nutrizionali del latte vaccino e delle sue alternative vegetali. Mentre il latte vaccino è ricco di calcio e proteine, alcune alternative come il latte di soia e di mandorla possono offrire quantità paragonabili con l'aggiunta di fortificanti. Tuttavia, la vitamina B12, naturalmente presente nel latte vaccino, è spesso carente nelle opzioni vegetali a meno che non venga specificamente aggiunta. Le persone con IBD che considerano alternative al latte vaccino dovrebbero valutare attentamente le loro esigenze nutrizionali e scegliere opzioni fortificate o integratori secondo necessità per evitare carenze.

Alimenti ricchi di fibre

Le fibre svolgono un ruolo importante per la salute intestinale, in particolare nelle malattie infiammatorie croniche intestinali. Un elevato apporto di fibre è associato a una minore incidenza della malattia di Crohn, mentre il legame con la colite ulcerosa è ancora poco chiaro [s42]. Le fibre contribuiscono alla stabilità della mucosa intestinale e possono ridurre le infiammazioni, spesso attraverso l'interazione con la flora intestinale [s42]. Favoriscono la crescita di una flora intestinale diversificata, che a sua volta sopprime i batteri nocivi competendo per nutrienti e spazi di insediamento [s43]. La fermentazione delle fibre da parte dei microrganismi nell'intestino produce acidi grassi a catena corta (SCFA). Questi servono come fonte di energia per le cellule intestinali e supportano l'integrità dei tessuti [s43]. Un elevato consumo di fibre può rallentare la progressione della malattia di Crohn e migliorare la qualità della vita dei pazienti [s42]. Inoltre, le fibre aumentano il volume delle feci, contribuendo a diluire le tossine e a ridurre la pressione nel colon [s43]. Chi desidera aumentare l'apporto di fibre può integrare nel proprio piano alimentare cereali integrali, legumi, frutta e verdura. La dieta occidentale è spesso povera di fibre, il che può portare a una flora intestinale meno diversificata [s43]. Al contrario, la mediterrane_ernaehrung è ricca di fibre e promuove una flora intestinale sana [s44].

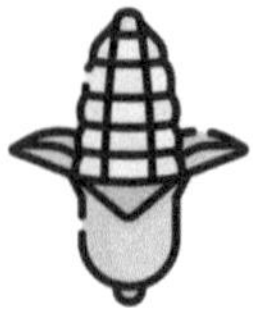

Colite ulcerosa

La colite ulcerosa è una malattia infiammatoria cronica intestinale che colpisce il colon e il retto. Causa infiammazioni e ulcere nella mucosa intestinale e porta a sintomi come diarrea sanguinolenta, crampi addominali e perdita di peso. Una corretta alimentazione può contribuire ad alleviare i sintomi e prevenire le riacutizzazioni.

Contenuto di fibre e tollerabilità dei gruppi alimentari nell'IBD

Contenuto di fibre e tollerabilità dei comuni gruppi alimentari per gli individui con IBD, classificati per porzione tipica.

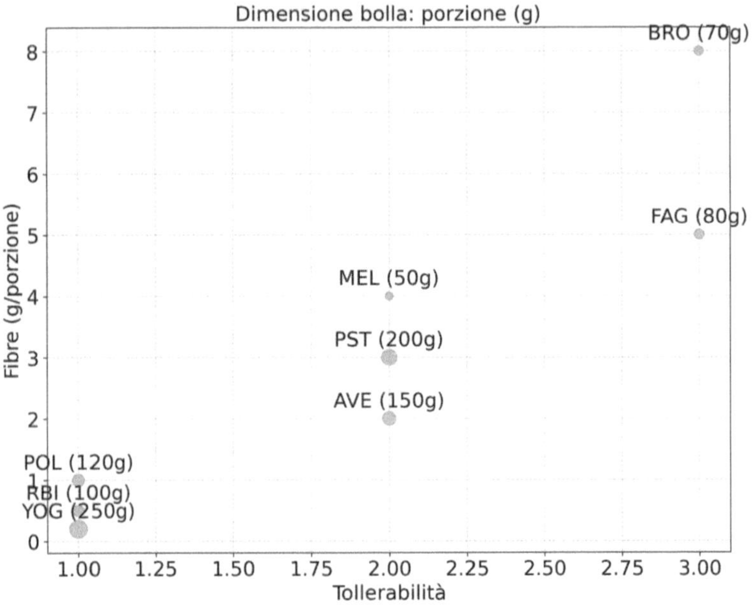

Blasengröße: Porzione (g)

AVE: Avena	BRO: Broccoli
FAG: Fagioli	MEL: Mela (sbucciata)
POL: Pollo	PST: Pasta
RBI: Riso bianco	YOG: Yogurt (bianco)

In generale, gli alimenti ben tollerati tendono ad avere un contenuto di fibre inferiore, mentre alcuni alimenti ricchi di fibre, sebbene nutrienti, potrebbero rappresentare delle sfide per gli individui con IBD. Le dimensioni delle porzioni giocano un ruolo cruciale nella gestione dell'assunzione di fibre, specialmente per gli alimenti moderatamente tollerati. Un'attenta selezione e il controllo delle porzioni, anche di opzioni ricche di fibre, possono contribuire a una dieta equilibrata riducendo al minimo il disagio digestivo.

Spezie e additivi

Le spezie e gli additivi possono avere effetti sia positivi che negativi sul decorso delle malattie infiammatorie croniche intestinali (CED). Mentre alcune spezie possiedono proprietà antinfiammatorie, certi additivi possono promuovere infiammazioni o influenzare negativamente la flora intestinale. L'organizzazione internazionale per la ricerca sulle malattie infiammatorie intestinali sconsiglia il consumo di alimenti con alti contenuti di additivi come emulsionanti, addensanti e composti solfurei [s45]. Queste sostanze possono influenzare negativamente il decorso delle CED. Gli emulsionanti, ad esempio, sono sospettati di disturbare la barriera intestinale e di aumentare le infiammazioni [s46]. Anche gli conservanti, gli antiossidanti e i potenziatori di sapidità possono alterare la composizione della flora intestinale e quindi compromettere la salute intestinale [s46]. Anche i dolcificanti artificiali sono oggetto di discussione, poiché possono influenzare la flora intestinale e il metabolismo [s46] [s47]. Le spezie, d'altra parte, offrono spesso effetti positivi. Lo zenzero e il cumino sono attribuiti a proprietà antinfiammatorie e possono quindi contribuire positivamente ad alleviare i sintomi delle CED [s48]. Gli alimenti ricchi di polifenoli possono anch'essi avere effetti antinfiammatori e rafforzare la barriera intestinale [s45]. Chi desidera modificare la propria alimentazione dovrebbe quindi puntare maggiormente su spezie naturali e evitare alimenti altamente lavorati con molti additivi. Un passaggio a ingredienti freschi e non lavorati e l'uso di erbe e spezie per insaporire possono essere un primo passo.

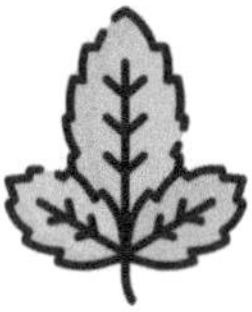

Utile sapere

Alimenti ricchi di polifenoli

Gli alimenti ricchi di polifenoli contengono un gruppo di antiossidanti presenti nelle piante. Esempi includono bacche, uva, cioccolato fondente e tè verde. I polifenoli possono avere effetti antinfiammatori e rafforzare la barriera intestinale, il che può essere vantaggioso per le persone con CED.

Conservanti

I conservanti vengono aggiunti agli alimenti per inibire la crescita di microrganismi come batteri o muffe e prolungare così la durata di conservazione. In persone sensibili con CED, alcuni conservanti possono disturbare la flora intestinale e promuovere infiammazioni.

Malattie infiammatorie croniche intestinali

Le malattie infiammatorie croniche intestinali (CED) sono un gruppo di malattie che colpiscono il tratto digestivo e portano a infiammazioni persistenti. Le forme più comuni di CED sono il morbo di Crohn e la colite ulcerosa. I sintomi possono variare da dolori addominali e diarrea a gravi complicazioni. L'alimentazione gioca un ruolo importante nel trattamento delle CED.

Compatibilità delle spezie

Tolleranza alle spezie nella MICI

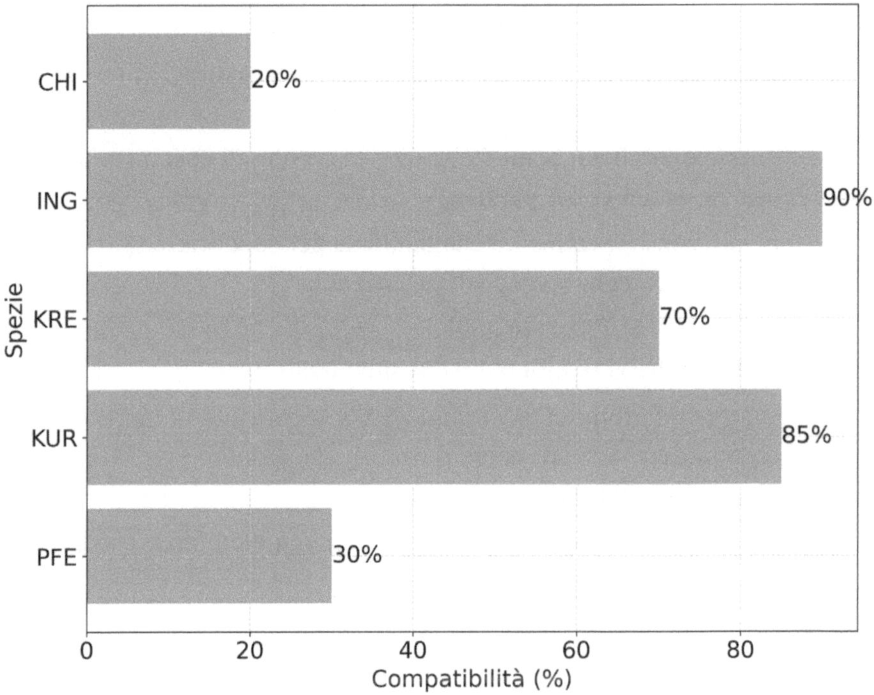

CHI: Peperoncino

ING: Zenzero

KRE: Cumino

KUR: Curcuma

PEP: Pepe

La curcuma e lo zenzero mostrano la migliore tolleranza, seguiti dal cumino. Il peperoncino e il pepe mostrano una tolleranza significativamente inferiore e dovrebbero essere consumati con cautela. Le reazioni individuali, tuttavia, possono variare.

Consigli concreti

- Elaborate la frutta matura in purea per rendere le fibre più digeribili e mantenere al contempo le vitamine.
- Essiccate erbe e spezie da soli per garantire il massimo aroma e il controllo sugli ingredienti.
- Preparate il brodo vegetale in casa e congelatelo in porzioni per avere sempre a disposizione una base saporita per zuppe e salse.
- Sostituite lo zucchero raffinato con dolcificanti naturali come datteri, miele o sciroppo d'acero – con moderazione.
- Utilizzate oli delicati come l'olio d'oliva o l'olio di cocco per la preparazione dei vostri piatti.
- Mangiate consapevolmente e lentamente per supportare la vostra digestione e percepire i segnali di sazietà.
- Pianificate i vostri pasti in anticipo per ridurre lo stress e evitare acquisti impulsivi di alimenti altamente trasformati.
- Scegliete preferibilmente varianti a basso contenuto di lattosio per i prodotti lattiero-caseari, come formaggi stagionati o yogurt, e testate il vostro limite di tolleranza individuale.
- Fate attenzione alla qualità dei vostri alimenti e preferite prodotti regionali e di stagione.

2. 3 Metodi di cottura delicati

Le tecniche di cottura delicate sono essenziali per un'alimentazione tollerabile e al contempo ricca di nutrienti nelle malattie infiammatorie croniche intestinali (CED). Esse minimizzano il carico sul delicato tratto digestivo e facilitano l'assorbimento dei nutrienti, in particolare nelle fasi acute. È importante scegliere il metodo giusto per ogni alimento ed evitare sostanze irritanti indesiderate. Questo capitolo presenta diverse tecniche di cottura delicate come la cottura a vapore, la cottura lenta e i metodi a bassa temperatura, spiegando come supportano la digestione e ottimizzano l'assorbimento dei nutrienti. Viene anche illustrato il frullare e il passare come opzioni per adattare la consistenza degli alimenti. Scoprite come, con la giusta preparazione, potete creare piatti gustosi e ben tollerati che soddisfano le vostre esigenze individuali in caso di CED.

Stufare e cuocere a vapore preservano le vitamine e facilitano la digestione, in particolare nelle CED, poiché ammorbidiscono le fibre e richiedono poco o nessun grasso.

Cottura a vapore e stufatura

La cottura a vapore e la stufatura sono tra i metodi di cottura più delicati e sono particolarmente indicati per le malattie infiammatorie croniche intestinali. Conservano vitamine e nutrienti, poiché gli alimenti non vengono cotti direttamente nel grasso e vengono riscaldati solo brevemente. Le fibre diventano più morbide, facilitando la digestione e proteggendo la mucosa intestinale irritata. Inoltre, richiedono poco o nessun grasso, il che è vantaggioso soprattutto in caso di intolleranze ai grassi, che spesso si accompagnano a CED. Nella cottura a vapore, il cibo cuoce nel vapore acqueo caldo, senza entrare in contatto diretto con l'acqua. In questo modo, le vitamine idrosolubili come la vitamina C e le vitamine B vengono conservate il più possibile. La cottura a vapore è eccellente per verdure come broccoli o carote, ma anche per pesce e carne. Un cestello per la cottura a vapore per pentole è un'opzione economica. Così, una normale pentola diventa rapidamente un cuocitore a vapore. Sono disponibili anche apparecchi per la cottura a vapore speciali, che di solito offrono più livelli per cuocere diversi alimenti contemporaneamente. La stufatura, invece, cuoce gli alimenti in poca liquido. Il vapore prodotto consente una cottura delicata. A differenza della cottura a vapore, il cibo assorbe il

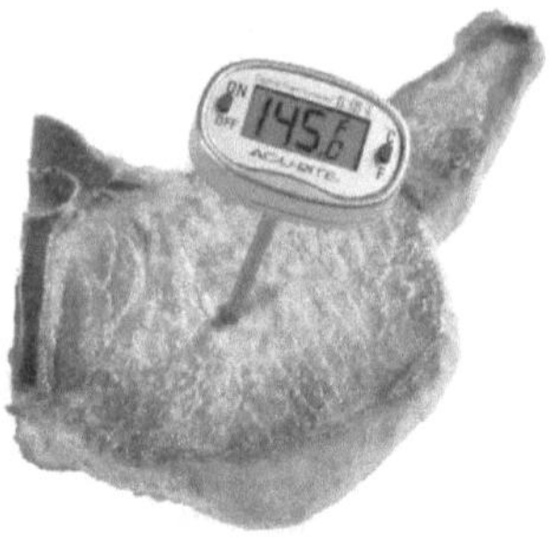

Misurazione della temperatura interna [i26]

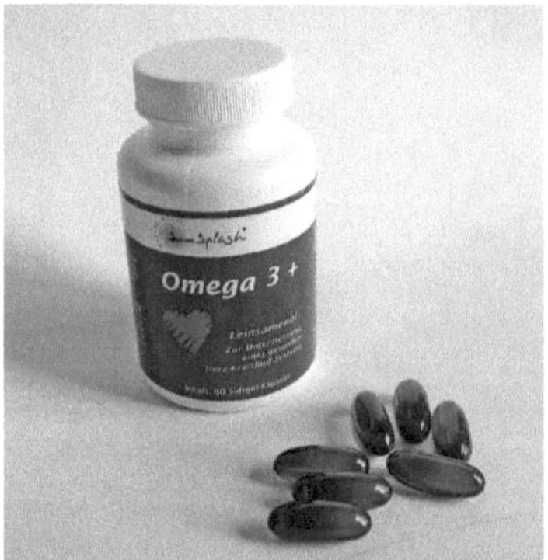

Acidi grassi omega-3 [i27]

sapore del liquido utilizzato – acqua, brodo o succo di frutta. La stufatura è particolarmente adatta per verdure delicate come spinaci o zucchine, ma anche per carni tenere. Un aspetto importante nella stufatura è la scelta della pentola giusta. Una pentola con fondo pesante e coperchio ben chiuso distribuisce uniformemente il calore e previene la bruciatura. Sia la cottura a vapore che la stufatura offrono molteplici possibilità di preparazione. Si possono aggiungere spezie ed erbe direttamente al cibo o nell'acqua di cottura a vapore/stufatura per intensificare il sapore. Ad esempio, lo zenzero fresco conferisce un tocco speciale al pesce cotto a vapore. Anche le marinature possono essere utilizzate prima della cottura. Tuttavia, si dovrebbe evitare ingredienti fortemente irritanti come peperoncino o pepe, che possono scatenare sintomi in caso di CED. I tempi di cottura variano a seconda del cibo e della consistenza desiderata. Le verdure dovrebbero essere cotte a vapore o stufate al dente, ma non troppo morbide. Per mantenere il contenuto vitaminico ottimale, i tempi di cottura brevi sono ideali. Pesce e carne di solito richiedono un tempo di cottura leggermente più lungo. Una misurazione della temperatura interna fornisce sicurezza sul fatto che il cibo sia cotto a puntino. Oltre alla preparazione delicata, la cottura a vapore e la stufatura offrono ulteriori vantaggi per le persone con CED. La facile digeribilità dei cibi così preparati allevia l'intestino. Grazie a questi metodi di cottura delicati, gli alimenti rimangono anche gradevoli nel colore e nella forma, stimolando l'appetito. Un piano alimentare vario con verdure, pesce e carne cotti a vapore o stufati contribuisce a una dieta equilibrata, particolarmente importante in caso di malattie infiammatorie croniche intestinali. Chi cerca un modo di preparazione digeribile e al contempo gustoso trova nella cottura a vapore e nella stufatura metodi di cottura ideali. Questi consentono una preparazione nutriente di vari alimenti e supportano così un'alimentazione amica dell'intestino. Evitando troppo grasso e spezie fortemente irritanti, questi metodi di cottura aiutano ad alleviare i sintomi e a sostenere la digestione. Con un po' di pratica, è possibile

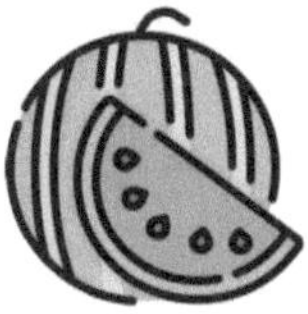

creare piatti gustosi e ben tollerati che rendono la vita quotidiana con CED più facile. Ad esempio, un salmone cotto a vapore con broccoli stufati e un po' di patate stufate può costituire un pasto completo e digeribile. La preparazione delicata conserva i preziosi acidi grassi Omega-3 del salmone e le vitamine delle verdure.

Utile sapere

CED

Abbreviazione di malattie infiammatorie croniche intestinali, caratterizzate da infiammazioni ricorrenti nel tratto digestivo. I metodi di cottura delicati possono contribuire ad alleviare i sintomi, poiché minimizzano l'irritazione dell'intestino.

Vitamina C

Un importante antiossidante che rinforza il sistema immunitario e aiuta nella guarigione delle ferite. Grazie a metodi di cottura delicati come la cottura a vapore, rimane conservata e può supportare i processi di guarigione in caso di CED.

Vitamine B

Un gruppo di vitamine importanti per varie funzioni corporee, inclusa la produzione di energia e la funzione nervosa. La cottura a vapore conserva queste vitamine, che possono essere importanti per la rigenerazione della mucosa intestinale in caso di CED.

Misurazione della temperatura interna

Consente il controllo preciso dello stato di cottura, particolarmente importante per carni o pesci delicati, per garantire una cottura adeguata mantenendo al contempo i nutrienti. Questo è rilevante per i pazienti con CED, poiché cibi insufficientemente cotti possono contenere patogeni che aggravano i sintomi.

Ritenzione dei nutrienti durante la cottura

Confronto della ritenzione dei nutrienti tra bollitura, cottura a vapore e stufatura.

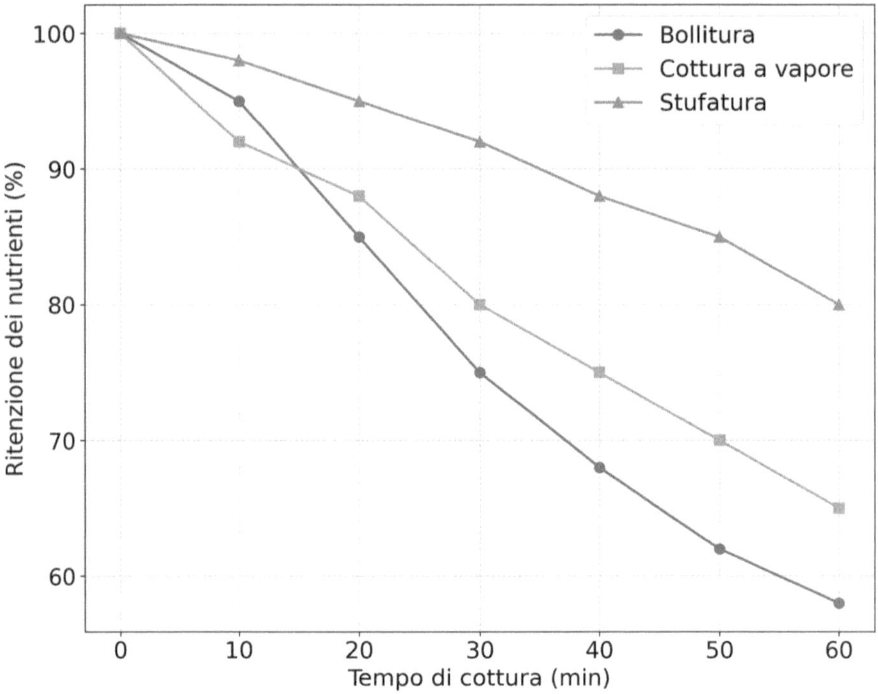

La cottura a vapore e la stufatura generalmente trattengono più nutrienti rispetto alla bollitura, specialmente con tempi di cottura più brevi. Mentre la bollitura mostra un calo più rapido inizialmente, tutti i metodi portano alla fine a una perdita di nutrienti con l'aumento del tempo di cottura. La stufatura, sebbene più lenta, mostra la migliore ritenzione di nutrienti per periodi più lunghi, suggerendo che sia un metodo più delicato per preservare vitamine e minerali.

Metodi di cottura a bassa temperatura

I metodi di cottura a bassa temperatura, come la cottura Sous-Vide e la cottura a bassa temperatura in forno, offrono un ulteriore modo per preparare gli alimenti in modo delicato e digeribile. Sono particolarmente adatti per le persone con malattie infiammatorie croniche intestinali, poiché preservano al meglio la struttura degli alimenti e il contenuto nutrizionale. Grazie al controllo preciso della temperatura e ai lunghi tempi di cottura, i piatti vengono cotti in modo uniforme e rimangono succosi. Inoltre, anche i pezzi di carne più duri diventano teneri e più facili da digerire. Le basse temperature – di solito tra 50 °C e 85 °C – minimizzano la formazione di sostanze nocive che possono svilupparsi a temperature più elevate e che possono gravare sul tratto digestivo. Nella cottura Sous-Vide, il cibo viene sigillato sottovuoto e cotto in un bagno d'acqua a temperatura costante. Questo metodo consente una cottura particolarmente uniforme e preserva il sapore naturale degli alimenti. Pesce, carne e verdure possono essere preparati in modo da preservare le vitamine. Un pesce poché cotto nel Sous-Vide a circa 55 °C mantiene la sua struttura tenera e i preziosi acidi grassi Omega-3. La cottura a bassa temperatura in forno funziona in modo simile, ma senza sigillatura sottovuoto. Il cibo viene cotto a bassa temperatura nel forno, idealmente con un termometro per carne per controllare la temperatura interna. Questo metodo è adatto per pezzi di carne più grandi o pollame intero. Anche qui, i piatti rimangono succosi e teneri, facilitando la digestione. In entrambi i metodi, il rispetto dei tempi e delle temperature di cottura è fondamentale per un risultato sicuro e ottimale. Informazioni sulle temperature interne e sui tempi di cottura raccomandati per vari alimenti possono essere trovate in tabelle e guide appropriate. Per rendere i piatti più aromatici, possono essere utilizzate marinature o spezie. In questo caso, come per altri metodi di cottura, si dovrebbe evitare l'uso di spezie fortemente irritanti che potrebbero gravare sul tratto digestivo.

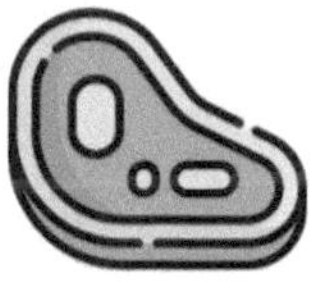

Così, un petto di pollo marinato con erbe mediterranee, cotto in forno a 65 °C, può rappresentare un pasto digeribile e gustoso per le persone con CED. La preparazione delicata preserva la succosità della carne e facilita la digestione.

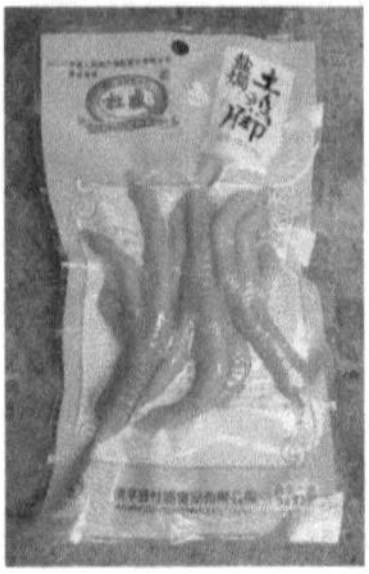

Sottovuoto [i28]

Utile sapere

Cottura a bassa temperatura

La cottura a bassa temperatura in forno consente una preparazione delicata degli alimenti a basse temperature. Grazie al lungo tempo di cottura, i piatti risultano particolarmente teneri e digeribili, facilitando la digestione. Questo metodo è ideale per le persone con malattie infiammatorie croniche intestinali, poiché minimizza la formazione di prodotti di cottura aggressivi che potrebbero irritare il tratto digestivo.

Poché

Poché è un metodo di cottura in cui gli alimenti vengono cotti in un liquido a bassa temperatura. Questo metodo è particolarmente delicato e si adatta bene a alimenti sensibili come il pesce. Il poché preserva i nutrienti e la struttura tenera degli alimenti, facilitando la digestione in caso di malattie infiammatorie croniche intestinali.

Temperatura interna

La temperatura interna è la temperatura all'interno di un alimento. Il controllo della temperatura interna è importante nella cottura a bassa temperatura per garantire che l'alimento sia cotto in modo sicuro e possa essere consumato senza gravare sul tratto digestivo. È particolarmente importante prestare attenzione alla giusta temperatura interna in caso di malattie infiammatorie croniche intestinali, per garantire un'adeguata eliminazione dei germi.

Temperature di cottura ottimali per l'IBD

Distribuzione delle temperature di cottura ideali per una preparazione delicata degli alimenti.

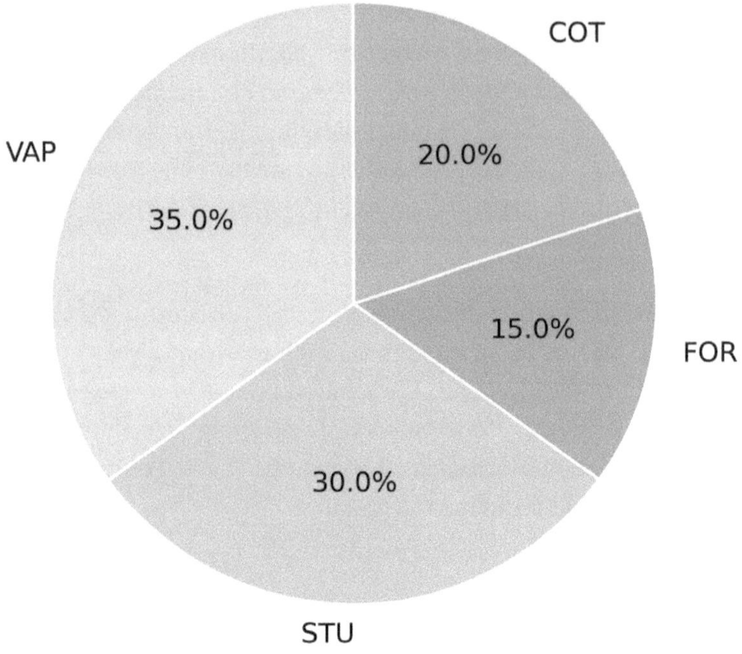

COT: Cottura al forno
FOR: Frittura
STU: Stufatura
VAP: Vapore

Il grafico evidenzia l'importanza di temperature di cottura più basse per le persone con IBD. La cottura a vapore e la stufatura rappresentano porzioni significative, enfatizzando i metodi di cottura delicati che preservano i nutrienti e riducono al minimo lo sforzo digestivo. Mentre la cottura al forno e la frittura sono incluse, rappresentano una porzione minore, suggerendo che questi metodi dovrebbero essere usati con più giudizio. L'attenzione alle temperature più basse è in linea con le raccomandazioni dietetiche per l'IBD, promuovendo una digestione più facile e riducendo la potenziale irritazione intestinale.

Frullare e passare

Frullare e passare rappresentano procedure preziose per adattare la consistenza degli alimenti e ottimizzare l'assorbimento dei nutrienti nelle malattie infiammatorie croniche intestinali. In particolare, durante le fasi acute della malattia, i cibi morbidi e frullati facilitano l'assunzione di cibo e promuovono la tolleranza [s49]. La consistenza fine riduce il carico meccanico sull'intestino, contribuendo così ad alleviare i sintomi. La reintroduzione graduale di alimenti cotti e frullati supporta anche l'abitudine a cibi più solidi e il ritorno graduale a una dieta più equilibrata [s49]. Non tutti gli alimenti traggono lo stesso beneficio dal frullare. Le verdure con una bassa percentuale di <u>fibre insolubili</u> in acqua, come le carote cotte o le zucchine, diventano più digeribili grazie al frullare [s50]. Anche per i frutti con un basso contenuto di queste fibre, il frullare – o alternativamente la lavorazione in succhi – è consigliato per assorbire nutrienti preziosi senza un ulteriore carico di fibre [s50]. I legumi, noti per essere ricchi di fibre, possono essere resi più tollerabili attraverso la sbucciatura, il passaggio e una lunga cottura. In questo modo, la percentuale di fibre insolubili in acqua viene ridotta e la digeribilità migliora [s50]. Un curry di ceci finemente frullato con riso al vapore e spinaci cotti e frullati può rappresentare un pasto digeribile e allo

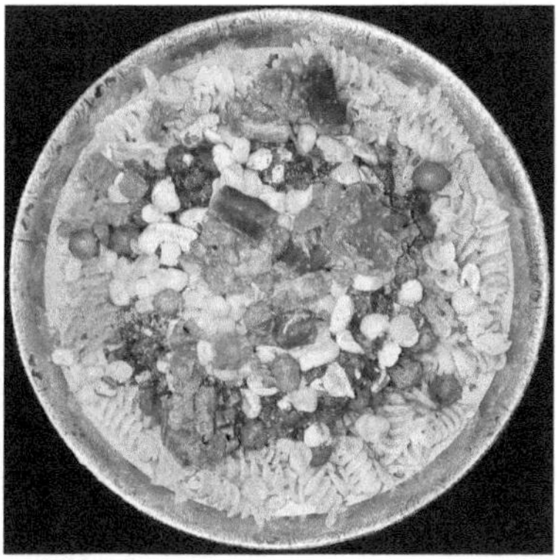

Curry di ceci [i29]

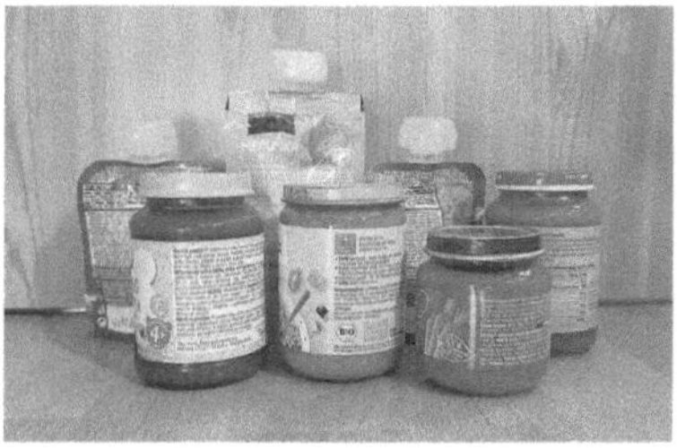

Frullare [i30]

stesso tempo ricco di nutrienti. La preparazione delicata e la consistenza morbida supportano la digestione e riducono il carico sull'intestino.

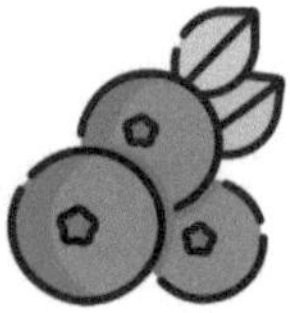

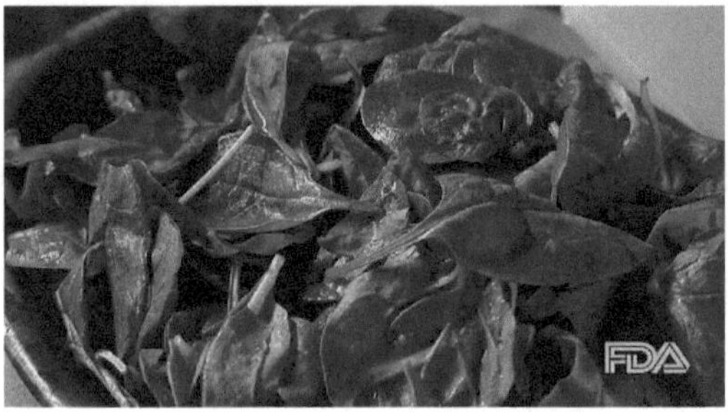

Fibre alimentari [i31]

Utile sapere

Fibre insolubili in acqua

Le fibre insolubili in acqua si gonfiano nell'intestino e possono causare gonfiore, dolori addominali e crampi nei pazienti con CED durante una fase acuta. Frullando o passando alimenti con un alto contenuto di fibre insolubili in acqua, come legumi o prodotti integrali, si può migliorare la tolleranza.

Elaborazione del cibo per IBD

Visualizzazione dell'idoneità dei metodi di elaborazione degli alimenti per IBD.

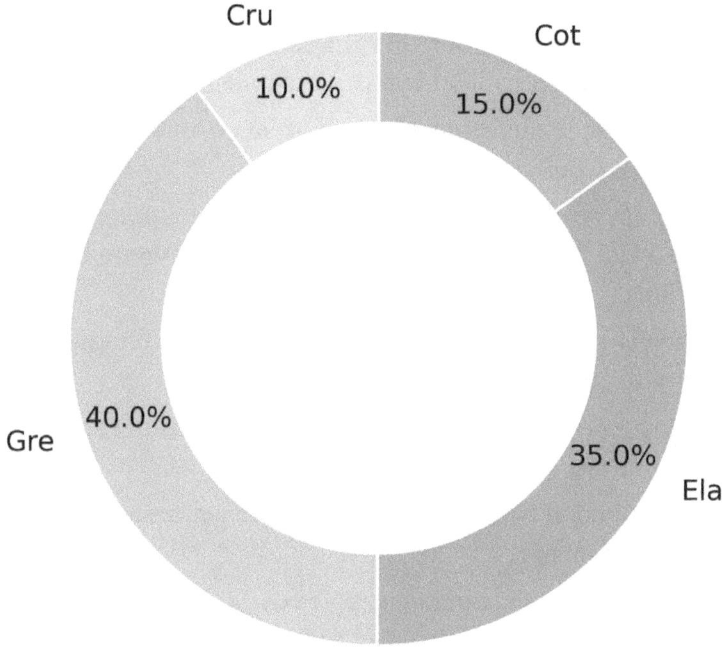

Cot: Fortemente Trasformato (es. Fritto)

Cru: Crudo/Non trasformato

Ela: Leggermente Trasformato (es. al Vapore)

Gre: Passato/Setacciato

La purea e il setacciamento rappresentano le opzioni più facilmente digeribili per le persone con IBD durante le riacutizzazioni, riducendo al minimo lo sforzo sul sistema digestivo. Gli alimenti leggermente trasformati offrono un equilibrio tra digeribilità e valore nutrizionale, ma potrebbero dover essere limitati durante la malattia attiva. Gli alimenti crudi e quelli fortemente trasformati sono generalmente meno adatti a causa del loro potenziale di esacerbare i sintomi. L'enfasi sugli alimenti minimamente trasformati e facilmente digeribili evidenzia l'importanza degli adattamenti dietetici nella gestione dell'IBD.

Consigli concreti

- Sperimenta con la cottura a vapore in diversi liquidi come latte di cocco o succo di mela non zuccherato, per variare il sapore dei tuoi piatti.
- Avvolgi il pesce o le verdure in carta da forno prima di cuocerli a vapore, per ottenere un risultato particolarmente aromatico.
- Cuoci a vapore le tue verdure in un wok su un letto di erbe fresche come timo e rosmarino.
- Aggiungi un po' di mela grattugiata durante la cottura a vapore delle verdure a radice, per intensificare la dolcezza e favorire la digeribilità.
- Frulla le verdure cotte a vapore per ottenere salse cremose e dip che puoi servire con pesce o carne al vapore.
- Cuoci a vapore frutta come mele o pere con un po' di cannella e miele per un dessert digeribile e aromatico.
- Combina alimenti cotti a vapore e al vapore per creare piatti variati e ricchi di consistenze.
- Prepara un liquido di cottura a vapore con brodo vegetale e vino bianco, per cuocere delicatamente pesce e frutti di mare.
- Sfrutta il calore residuo del cuocitore a vapore per essiccare erbe o spezie, conservando così il loro aroma.
- Congela porzioni di verdure cotte a vapore, per preparare rapidamente e facilmente un pasto sano.
- Investi in un cuocitore a vapore con funzione timer, per controllare al meglio i tempi di cottura ed evitare che trabocchi.
- Cuoci a vapore le patate prima di frullarle, per ottenere una consistenza particolarmente leggera e ariosa.

Revisione - 2. Scelta e preparazione degli alimenti

La scelta e la preparazione degli alimenti giusti giocano un ruolo decisivo nel benessere delle persone con malattie infiammatorie croniche intestinali (CED). Si tratta di sviluppare un piano alimentare individuale che allevi i sintomi e garantisca al contempo un'adeguata fornitura di nutrienti. È importante considerare non solo gli alimenti stessi, ma anche il loro modo di preparazione. Il percorso verso un'alimentazione amica dell'intestino richiede curiosità e pazienza, poiché la tolleranza agli alimenti nelle CED può variare notevolmente da persona a persona.

Iniziate con una selezione consapevole dei vostri prodotti cerealicoli. Grano e segale possono essere problematici a causa del loro alto contenuto di FODMAP. Optate invece per riso, quinoa, mais o pane senza glutine. L'avena, in particolare nella sua forma pura, è anche una buona scelta, poiché contiene beta-glucano, una fibra solubile che può influenzare positivamente la salute intestinale. Fate attenzione ai prodotti a base di avena senza glutine e alle possibili contaminazioni incrociate in caso di celiachia. Arricchite il vostro piano alimentare con alternative vegetali al latte come latte di soia, riso o noci. In caso di intolleranza al fruttosio, scegliete alimenti a basso contenuto di fruttosio, come farina di grano saraceno e prodotti a base di mais. Ricordate di aumentare gradualmente l'apporto di fibre e di osservare la vostra reazione individuale, poiché sebbene le fibre promuovano la salute intestinale, in alcuni casi possono anche intensificare i sintomi.

Anche nella scelta delle fonti proteiche è necessaria attenzione. Carne magra, pollame, pesce, uova e prodotti lattiero-caseari senza lattosio sono generalmente ben tollerati. I funghi offrono una preziosa fonte di proteine vegetali, fornendo tutti gli aminoacidi essenziali. Sperimentate con diversi metodi di preparazione per ottimizzare l'assorbimento dei nutrienti. Osservate la vostra tolleranza individuale e, se necessario, create un "sistema semaforo" personale per gli alimenti, in modo da adattare il vostro piano alimentare alle vostre esigenze a lungo termine. Integrare verdure nella vostra dieta è importante, ma fate attenzione alla preparazione. Cuocere a vapore, stufare o bollire rende le verdure più digeribili rispetto al consumo crudo, che spesso è problematico durante le fasi attive della malattia. Zuppe frullate o frullati possono essere un'alternativa delicata.

La preparazione dei pasti gioca un ruolo altrettanto importante quanto la scelta degli alimenti. Metodi di cottura delicati come la cottura a vapore, lo stufato e la cottura a bassa temperatura preservano vitamine e nutrienti, rendendo i piatti più digeribili. Evitate alimenti altamente trasformati con molti additivi, poiché possono influenzare negativamente la salute intestinale. Puntate invece su ingredienti freschi e spezie naturali come zenzero o cumino, che possiedono proprietà antinfiammatorie. Durante le fasi acute della malattia, frullare o passare gli alimenti può ulteriormente migliorare la tolleranza.

Cambiando la vostra alimentazione in caso di CED, inizialmente potrebbe sembrare una sfida. Tuttavia, con un approccio sistematico, pazienza e disponibilità a sperimentare, potete sviluppare un piano alimentare individuale che allevi i vostri sintomi e migliori la vostra qualità della vita. Non lasciatevi scoraggiare da eventuali battute d'arresto e ricordate: ogni passo verso un'alimentazione amica dell'intestino è un guadagno per la vostra salute.

3. Strategie nutrizionali nel corso della malattia

Come possono le persone con malattie infiammatorie croniche intestinali gestire meglio la loro vita quotidiana attraverso una corretta alimentazione? Il decorso della CED è simile a un ottovolante, con alti e bassi che pongono diverse esigenze nutrizionali. A seconda della fase della malattia, i pazienti devono adattare la loro alimentazione in modo mirato per alleviare i sintomi e prevenire nuove riacutizzazioni. La sfida consiste nello sviluppare un piano alimentare personalizzato che si adatti in modo flessibile alle diverse fasi della malattia. In questo capitolo scoprirete come ottimizzare la vostra alimentazione in base alle diverse fasi della vostra malattia.

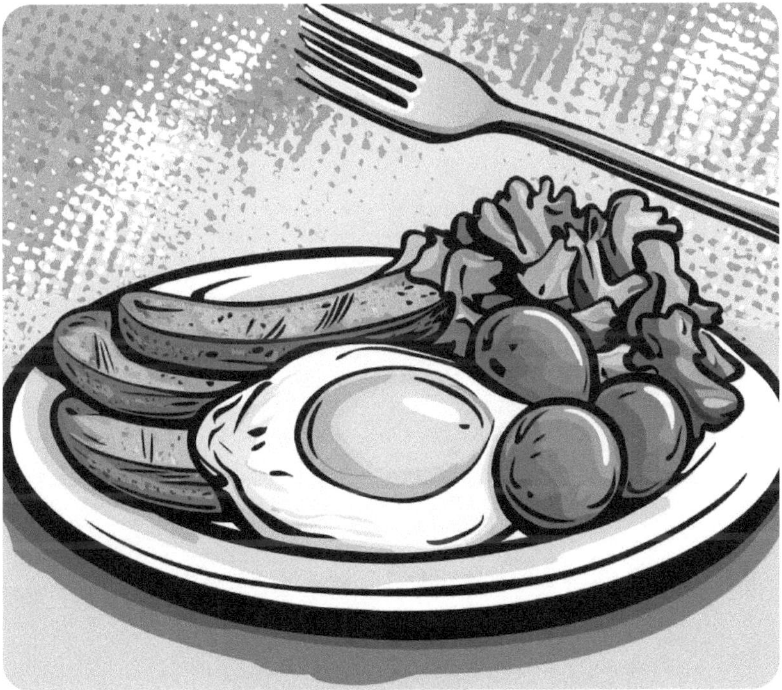

3. 1 Alimentazione nella fase acuta

Durante un'esacerbazione acuta di una malattia infiammatoria intestinale (CED), l'alimentazione gioca un ruolo decisivo. Essa influisce in modo significativo sul benessere e può supportare la rigenerazione dell'intestino. Allo stesso tempo, la scelta degli alimenti giusti rappresenta una grande sfida per i pazienti a causa di intolleranze e dolori. Questo capitolo fornisce informazioni pratiche per una dieta ottimale durante un'esacerbazione acuta, al fine di alleviare i sintomi e garantire un adeguato apporto di nutrienti. Continua a leggere per scoprire come puoi supportare al meglio il tuo intestino in questa fase delicata.

Durante una fase acuta di una CED, un'alimentazione individuale, adattata alla propria tolleranza, è fondamentale per il benessere e la guarigione.

Forme di alimentazione facilmente digeribili

Le forme di alimentazione facilmente digeribili supportano la rigenerazione dell'intestino durante un attacco di una malattia infiammatoria intestinale cronica (CED). L'obiettivo è quello di alleggerire il tratto digestivo e ottimizzare l'assorbimento dei nutrienti, senza sovraccaricare ulteriormente la mucosa intestinale irritata. [s51] Un aspetto importante è l'evitare alimenti trigger individuali. Mentre un paziente può tollerare bene cibi ricchi di grassi, un altro può reagire anche a piccole quantità. Alcuni pazienti tollerano ad esempio meglio le verdure cotte rispetto a quelle crude. Sperimentare sistematicamente e registrare aiuta a identificare gli alimenti intollerabili e a evitarli a lungo termine. [s51] Oltre ai cibi fortemente speziati o grassi, anche gli alimenti che causano gonfiore, gli agrumi, l'alcol e le bevande contenenti caffeina sono tra i comuni fattori scatenanti dei disturbi. Anche gli alimenti ad alto contenuto di zucchero possono influenzare negativamente la flora intestinale e dovrebbero essere ridotti. Una dieta povera di grassi e acidi può ulteriormente facilitare la digestione. Le proteine magre, come il pollame o il pesce, forniscono nutrienti importanti senza sovraccaricare l'intestino. I prodotti integrali, sebbene ricchi di fibre, possono essere inclusi con moderazione – specialmente in forme cotte ben tollerate come la crema d'avena o il riso. La frutta, preferibilmente cotta o come composta, fornisce al corpo vitamine e minerali. Nella scelta delle verdure, è consigliabile optare per varietà ben tollerate come carote, zucchine o zucca. Anche la preparazione gioca un ruolo importante. Le verdure cotte a vapore, bollite o frullate sono generalmente più digeribili rispetto a quelle crude. [s51] La raccomandazione di pasti piccoli e frequenti serve a non sovraccaricare il tratto digestivo. Invece di tre grandi pasti principali, cinque o sei porzioni più piccole distribuite durante la giornata possono facilitare la digestione e migliorare l'assorbimento dei nutrienti. Un tale cambiamento alimentare richiede pianificazione e

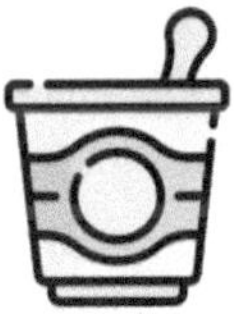

adattamento della vita quotidiana, ma contribuisce in modo significativo al benessere. Una preparazione delicata dei cibi, ad esempio mediante cottura a vapore o bollitura, supporta ulteriormente la digeribilità. Chi, ad esempio, prepara le patate in forno invece di friggerle, riduce l'apporto di grassi e facilita la digestione.

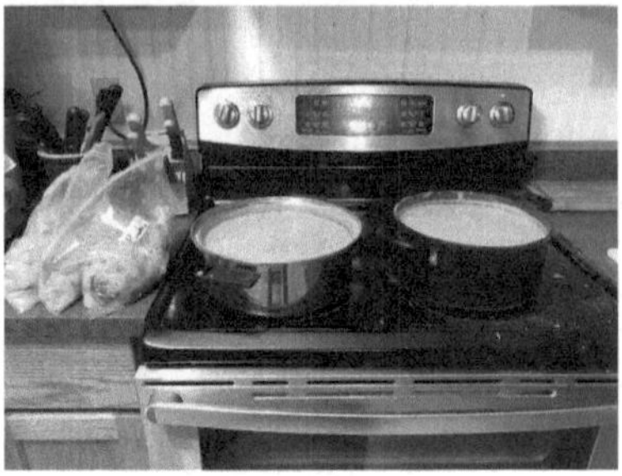

Zucca [i32]

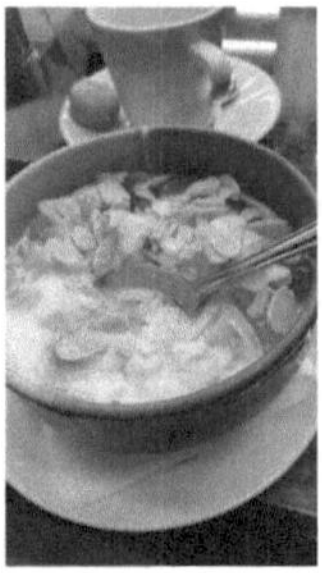

Porridge d'avena [i33]

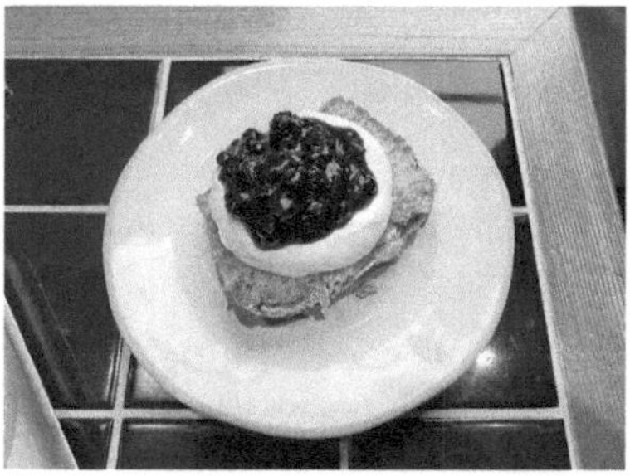

Composta di frutta [i34]

Utile sapere

Dieta povera di grassi e acidi

Uno stile alimentare che riduce il consumo di alimenti ricchi di grassi e acidi. Questo può contribuire a ridurre il carico sul tratto digestivo e alleviare i sintomi della CED durante un attacco.

Fibre

Componenti alimentari non digeribili che regolano l'attività intestinale e promuovono la crescita di batteri intestinali sani. Durante un attacco acuto di CED, tuttavia, gli alimenti ricchi di fibre possono aggravare i sintomi, quindi è importante un adattamento individuale dell'assunzione di fibre.

Malattie infiammatorie intestinali croniche

Comprende malattie come il morbo di Crohn e la colite ulcerosa, caratterizzate da infiammazioni croniche nel tratto digestivo e che possono portare a sintomi come dolori addominali, diarrea e perdita di peso. L'alimentazione gioca un ruolo importante nella gestione di queste malattie, in particolare durante un attacco acuto.

Tollerabilità degli alimenti

Tollerabilità nella fase acuta

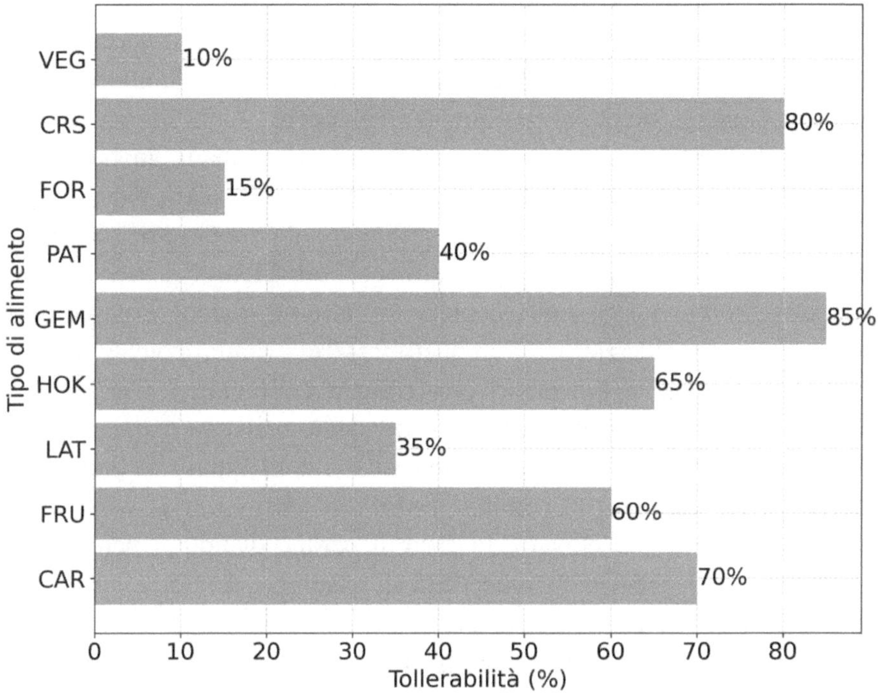

CAR: Carne (cotta)

CRS: Cereali integrali

FOR: Fast Food / Cibi grassi

FRU: Frutta (senza buccia)

GEM: Gemüse gekocht

HOK: Hausmannskost

LAT: Latticini

PAT: Patate lesse

VEG: Verdure crude

Il diagramma a barre visualizza la tipica tollerabilità di diversi tipi di alimenti durante una riacutizzazione acuta di una MICI. Le verdure cotte e il riso bianco hanno i risultati migliori, mentre le verdure crude e i cibi grassi sono i meno tollerati. Ciò sottolinea l'importanza di una dieta adattata durante le riacutizzazioni.

Fornitura di liquidi

Un'adeguata assunzione di liquidi è particolarmente importante durante un episodio acuto di una malattia infiammatoria intestinale (CED), poiché diarrea e vomito possono portare a significative perdite di liquidi. Questa perdita di liquidi può indebolire ulteriormente il corpo e compromettere la guarigione. L'obiettivo è quindi mantenere l'equilibrio idrico e prevenire la disidratazione. Oltre all'acqua, sono adatti anche tè alle erbe, succhi di frutta diluiti (senza agrumi) e brodi chiari. Ad esempio, un succo di mela diluito con acqua può non solo supportare l'equilibrio idrico, ma anche sostituire parzialmente gli elettroliti persi, come potassio e sodio. Le bevande contenenti caffeina e alcol, così come le bibite ricche di zucchero, dovrebbero essere evitate, poiché possono irritare ulteriormente l'intestino e aggravare i sintomi. La quantità di liquidi necessaria dipende dalla gravità della malattia e dalle perdite individuali. Una linea guida è di almeno 2 litri di liquidi al giorno, ma in caso di diarrea o vomito severi, il fabbisogno può essere significativamente più elevato. In caso di perdite di liquidi persistenti e gravi o di incapacità di assumere liquidi a sufficienza per via orale, potrebbe essere necessaria una somministrazione di liquidi per via endovenosa in ospedale. Oltre all'assunzione di liquidi, può essere presa in considerazione un'alimentazione enterale (EEN), in cui tutte le calorie vengono fornite tramite una soluzione nutrizionale speciale, o un alimentazione enterale parziale (PEN), in cui una parte delle calorie viene fornita tramite la soluzione nutrizionale e il resto tramite cibo normale. La PEN può essere particolarmente vantaggiosa quando l'assunzione di cibo per via orale è limitata, ma ancora parzialmente possibile, poiché garantisce un'adeguata fornitura di nutrienti e allo stesso tempo allevia l'intestino. Tuttavia, il tipo di alimentazione dovrebbe sempre essere concordato con il medico curante o un nutrizionista, per considerare le esigenze individuali e la tollerabilità.

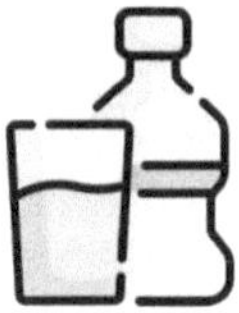

Alimentazione enterale parziale (PEN)

Nell'alimentazione enterale parziale (PEN), una parte delle calorie viene fornita tramite una soluzione nutrizionale e il resto tramite cibo normale. Questo metodo può essere applicato ai pazienti CED in fase acuta, quando l'assunzione di cibo per via orale è ancora parzialmente possibile, per ottimizzare l'apporto di nutrienti e allo stesso tempo alleviare l'intestino.

Disidratazione

La disidratazione, uno stato di grave carenza di liquidi nel corpo, può verificarsi nei pazienti CED in fase acuta a causa di diarrea e vomito e può portare a complicazioni gravi. Un'adeguata assunzione di liquidi è quindi essenziale.

Somministrazione di liquidi per via endovenosa

Nei pazienti CED in fase acuta con grave diarrea e vomito o quando l'assunzione di liquidi per via orale non è sufficiente, può essere necessaria una somministrazione di liquidi per via endovenosa in ospedale, per trattare la disidratazione e stabilizzare l'equilibrio idrico ed elettrolitico.

Consigli per l'assunzione di liquidi durante una riacutizzazione

Distribuzione raccomandata dell'assunzione di liquidi durante una riacutizzazione di Crohn o Colite.

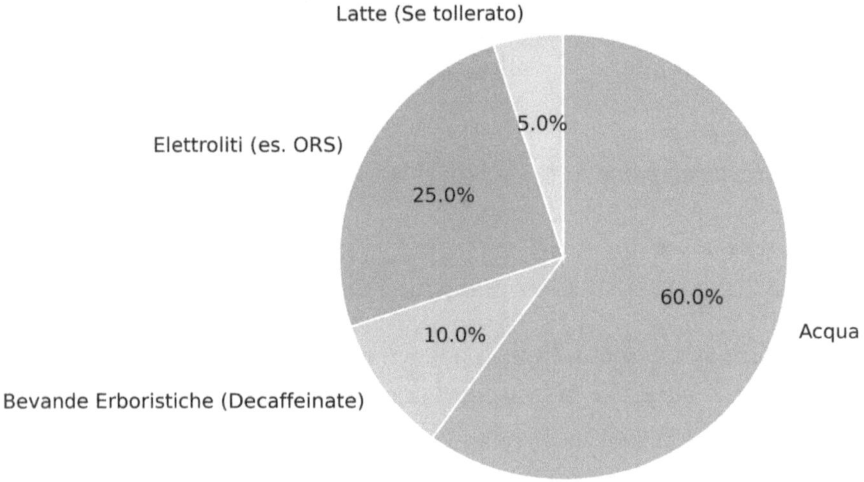

ACQ: Acqua

BER: Bevande Erboristiche (Decaffeinate)

ELE: Elettroliti (es. ORS)

LAT: Latte (Se tollerato)

Il grafico sottolinea l'importanza dell'acqua come principale fonte di liquidi durante una riacutizzazione, costituendo la maggior parte dell'assunzione raccomandata. Le soluzioni elettrolitiche aiutano a reintegrare i minerali persi, mentre evitare bevande zuccherate e caffeina aiuta a gestire i sintomi. Limitare il latte può anche essere benefico a seconda della tolleranza individuale.

Dieta di recupero dopo le riacutizzazioni

Dopo la fase acuta di un ced, inizia il passaggio graduale alla dieta abituale, nota come dieta di recupero. Questa fase mira a normalizzare ulteriormente la funzione intestinale e a ripristinare le riserve di nutrienti. Inizialmente, la dieta si basa ancora sui principi della dieta leggera: facilmente digeribile, povera di grassi e poco irritante. [s52] Con il miglioramento dei sintomi, la selezione degli alimenti può essere ampliata. È consigliabile procedere lentamente per verificare la tolleranza di singoli alimenti ed evitare nuovi disturbi. Al centro c'è la tolleranza individuale, che varia da paziente a paziente. Mentre uno può già tollerare il pane integrale, un altro potrebbe reagire ancora in modo sensibile a piccole quantità di ballaststoffen. [s53] Un esempio: partendo da prodotti simili al pane bianco, si può passare gradualmente al pane misto e infine al pane integrale, a condizione che non si verifichino disturbi. Anche la quantità di fibre viene aumentata lentamente, partendo da un massimo di 10 g al giorno, per non sovraccaricare l'intestino. [s53] Un'attenta osservazione della propria reazione agli alimenti è essenziale in questa fase. Un diario alimentare può essere utile per riconoscere le correlazioni tra assunzione di cibo e disturbi. Parallelamente all'ampliamento della selezione alimentare, anche la preparazione viene

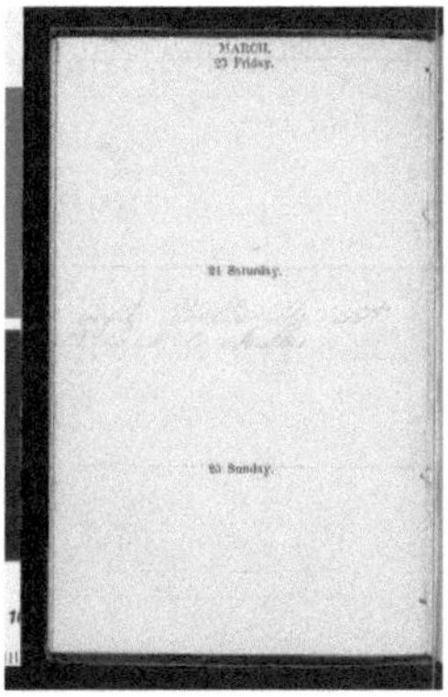

Diario alimentare [i35]

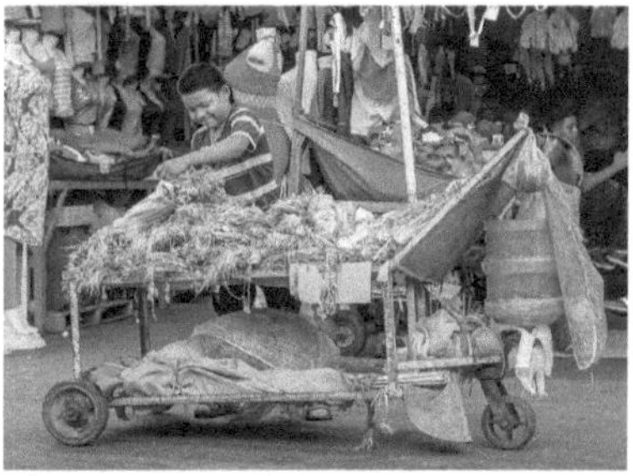

Verdure [i36]

adattata. Le zuppe frullate vengono sostituite da cibi a pezzi, le verdure cotte a vapore vengono sostituite da quelle croccanti.

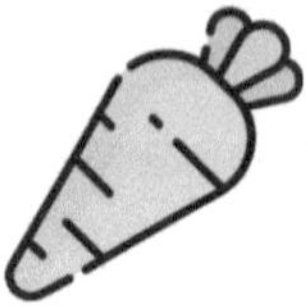

L'obiettivo è il ritorno graduale a una dieta equilibrata e completa, che soddisfi le esigenze individuali e la tolleranza. [s54] In questo modo, si può garantire a lungo termine la migliore fornitura di nutrienti possibile e supportare la salute intestinale. L'accompagnamento da parte di un nutrizionista può essere utile in questa fase per adattare al meglio la dieta alle esigenze individuali.

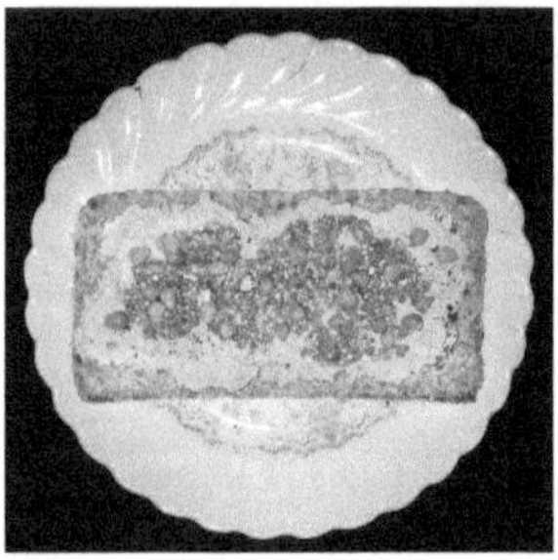

Pane misto [i37]

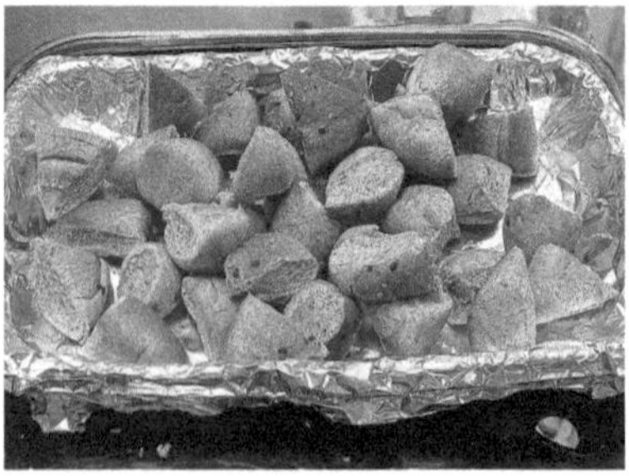

Pane integrale [i38]

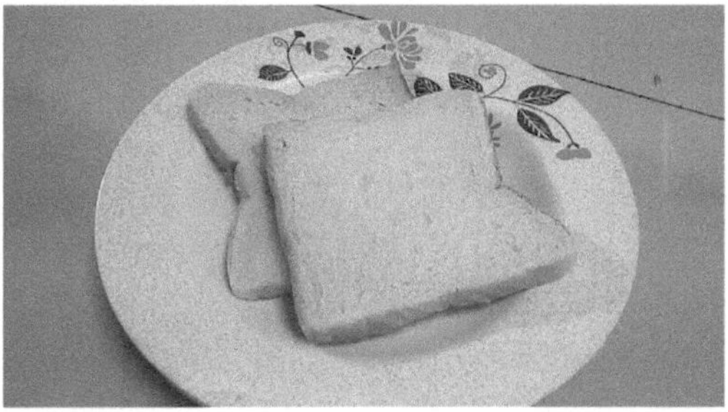

Pane bianco [i39]

Progressione dietetica durante il recupero da una riacutizzazione

Aumento graduale della complessità dietetica dopo una riacutizzazione.

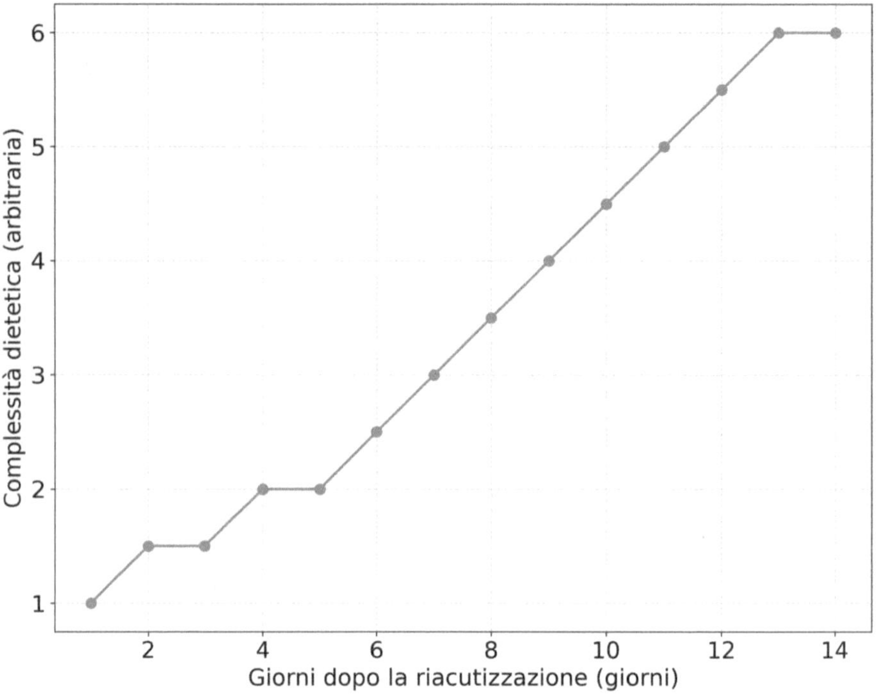

Il grafico illustra un approccio cauto e graduale alla reintroduzione degli alimenti dopo una riacutizzazione. La fase iniziale si concentra su alimenti facilmente digeribili, espandendosi gradualmente per includere alimenti più complessi e ricchi di fibre man mano che i sintomi si attenuano. Questo approccio graduale riduce al minimo lo stress sul sistema digestivo e aiuta a prevenire il ripetersi dei sintomi.

Consigli concreti

- Durante un attacco acuto, utilizza esclusivamente pasti cucinati in casa per mantenere il controllo su tutti gli ingredienti.
- Concentrati su verdure ad alto contenuto d'acqua come cetrioli o zucchine, per supportare ulteriormente il tuo equilibrio idrico.
- Prepara tisane lenitive a base di camomilla, finocchio o melissa, che possono calmare la digestione.
- Durante un forte attacco, consuma carote o pastinache cotte, che grazie al loro alto contenuto di pectina possono avere un effetto calmante sull'intestino.
- Prova la pappa d'avena con un po' di mela grattugiata, per aumentare la digeribilità e al contempo assumere nutrienti importanti.
- Utilizza semi di lino macinati o semi di chia come legante in zuppe o salse, per regolare la digestione.
- Bevi acqua tiepida durante il giorno, per stimolare la digestione e idratare il corpo.
- Prepara piccole porzioni di petto di pollo o pesce al vapore, per fornire al tuo corpo proteine facilmente digeribili.
- Consuma solo un gruppo alimentare per pasto, per alleggerire al massimo il tratto digestivo.
- Evita completamente i cibi crudi durante un attacco, per non irritare ulteriormente l'intestino.
- Ascolta il tuo corpo e mangia solo quando hai veramente fame.

3. 2 Fase di remissione e reintroduzione graduale degli alimenti

La fase di remissione nelle malattie infiammatorie croniche intestinali offre l'opportunità di ripristinare le riserve di nutrienti e promuovere la salute intestinale. Tuttavia, la costruzione della dieta è individuale e richiede una pianificazione accurata per riconoscere le intolleranze e prevenire carenze. La strategia giusta per l'assunzione di cibo e la pianificazione dei pasti è fondamentale per il benessere e il successo a lungo termine della terapia. Questo capitolo fornisce informazioni pratiche e raccomandazioni concrete per la strategia nutrizionale ottimale nella fase di remissione. Riprendete il controllo sulla vostra alimentazione e rafforzate la vostra salute in modo sostenibile.

Nella remissione delle CED, l'introduzione graduale e controllata degli alimenti con documentazione nel diario alimentare è fondamentale per verificare la tolleranza, riconoscere le intolleranze e stabilizzare a lungo termine la salute intestinale.

Aumentare l'assunzione di cibo

Nella fase di remissione delle malattie infiammatorie croniche intestinali, l'assunzione di cibo si concentra sul ripristino delle riserve di nutrienti e sul supporto della salute intestinale. È consigliabile uno screening per la malnutrizione per avviare misure mirate [s55]. Solo nei casi medicalmente necessari dovrebbe essere limitata l'assunzione di cibo in ospedale [s55]. La nutrizione artificiale, enterale o parenterale, può aiutare a raggiungere gli obiettivi nutrizionali in caso di assunzione orale insufficiente [s55]. La nutrizione enterale può persino indurre remissioni o mantenerle in combinazione con altre terapie [s55]. Dopo gli interventi chirurgici, una nutrizione ottimizzata, preferibilmente enterale, è importante per minimizzare le complicazioni [s55]. Dopo la dimissione, la dieta dovrebbe essere adattata alla tolleranza individuale. I pazienti dovrebbero identificare ed evitare gli alimenti che aggravano i loro sintomi [s55]. In remissione, l'apporto energetico e proteico di solito non è aumentato, a differenza delle fasi attive, dove dovrebbe essere aumentato a 1,2–1,5 g/kg di peso corporeo [s56]. In caso di assunzione orale insufficiente, gli nahrungsergaenzungsmittel orali sono la prima scelta, seguiti dalla nutrizione enterale [s56]. Una dieta equilibrata aiuta a evitare carenze di micronutrienti [s56]. Pasti regolari e, se necessario, integratori alimentari orali supportano un'adeguata assunzione di cibo [s56]. Periodi prolungati di digiuno dovrebbero essere evitati, poiché possono favorire la perdita muscolare [s56]. Un paziente con un peso corporeo di 60 kg ha bisogno di circa 60 g di proteine al giorno in remissione, mentre in una fase attiva della malattia sarebbero necessari 72-90 g di proteine. I valori di albumina forniscono informazioni sullo stato nutrizionale e sull'attività della malattia, ma non sono un indicatore unico di malnutrizione [s57]. I valori di transferrina possono fornire ulteriori informazioni sullo stato nutrizionale [s57]. I pazienti con un

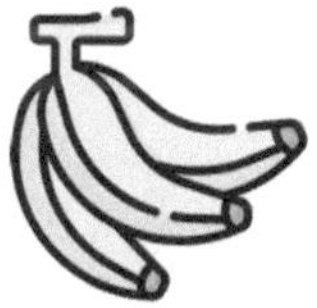

BMI normale e circonferenza vita tendono ad avere valori di albumina più elevati [s57].

Utile sapere

BMI

Indice di massa corporea, una misura del peso corporeo in relazione all'altezza, utilizzata per valutare lo stato di peso e il rischio di problemi nutrizionali.

Malnutrizione

Condizione causata da una carenza persistente di nutrienti essenziali come vitamine, minerali e proteine, che può portare a problemi di salute. Nelle CED, ciò può essere causato da malassorbimento o ridotta assunzione di cibo.

Screening

Esame di prevenzione per rilevare precocemente carenze e avviare misure appropriate prima che influenzino il recupero.

Transferrina

Una proteina nel sangue che trasporta il ferro. Il valore della transferrina può essere utile nella valutazione dello stato del ferro e dello stato nutrizionale.

Aumento dell'apporto nutrizionale durante la remissione

Aumento graduale dell'apporto calorico durante la fase di remissione.

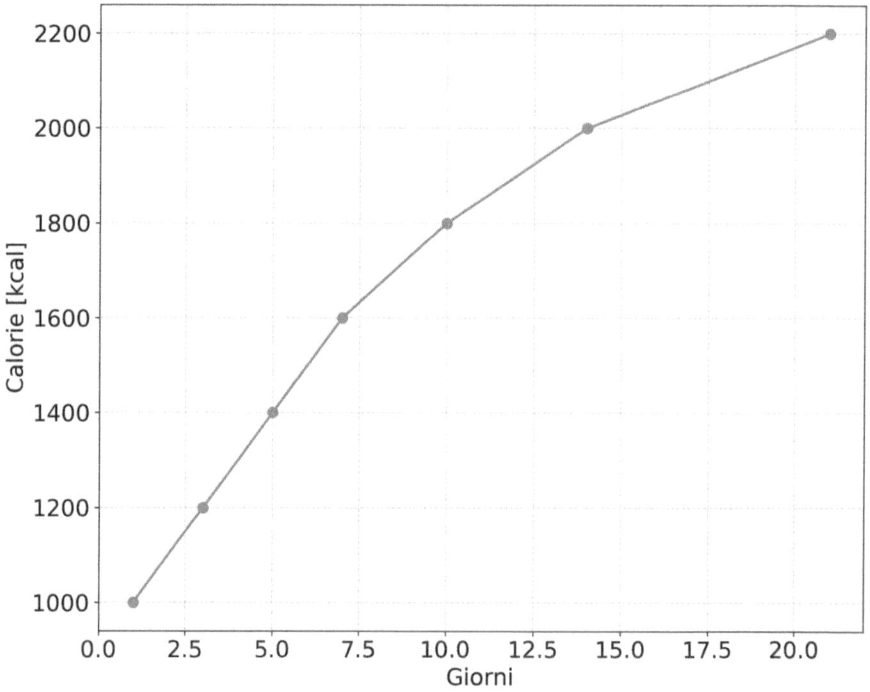

Il grafico mostra un aumento costante dell'apporto calorico nel tempo, indicando un avanzamento dietetico positivo durante la remissione. La costante tendenza al rialzo suggerisce una buona tolleranza e progressi verso un livello nutrizionale sano. Mantenere questa traiettoria è fondamentale per una remissione duratura e per il benessere generale.

Reintrodurre gli alimenti

L'espansione graduale del piano alimentare durante la remission è fondamentale per ripristinare l'assunzione normale di cibo e stabilizzare a lungo termine la salute intestinale [s58]. È consigliabile un approccio controllato per non sovraccaricare il corpo e per riconoscere precocemente le intolleranze [s58]. Iniziate con alimenti ben tollerati che avete consumato senza problemi in precedenza. Introdurre nuovi alimenti uno alla volta e in piccole quantità – ad esempio, un nuovo alimento ogni due o tre giorni. In questo modo, potete associare reazioni come dolori addominali o cambiamenti nelle feci a un alimento specifico. Documentate la vostra alimentazione e i sintomi corrispondenti in un ernaehrungstagebuch. Queste registrazioni aiuteranno voi e il vostro medico a identificare le intolleranze e a sviluppare un piano alimentare individuale. Se dopo aver consumato un nuovo alimento si verificano disturbi, interrompete il suo utilizzo e provate di nuovo in un secondo momento. L'introduzione degli alimenti dovrebbe essere orientata alle vostre esigenze e tolleranze individuali [s58]. Una consulenza nutrizionale può aiutarvi a creare un piano su misura per le vostre esigenze e a gestire al meglio la reintroduzione graduale degli alimenti. Un'alimentazione equilibrata e varia è l'obiettivo per garantire un apporto nutrizionale adeguato e migliorare sostenibilmente la vostra qualità della vita [s58]. Se, ad esempio, dopo un periodo di dieta blanda desiderate reintrodurre le ballaststoffe, iniziate con piccole quantità di carote o patate cotte e aumentate lentamente la quantità e la varietà degli alimenti ricchi di fibre nel corso di diverse settimane.

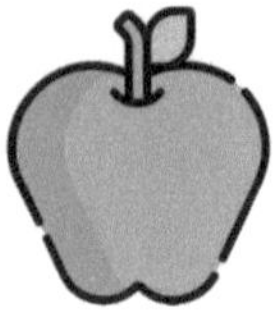

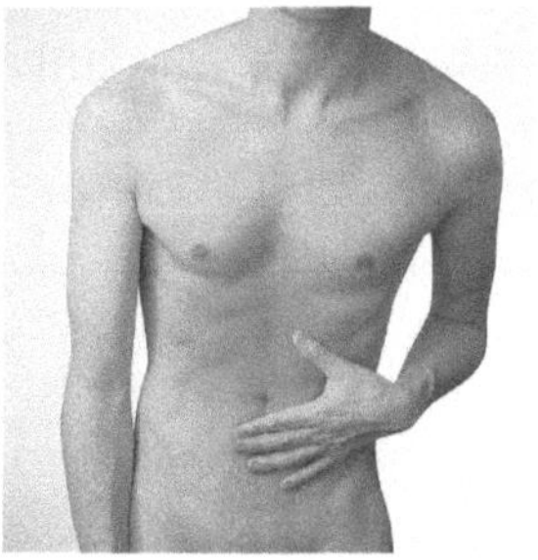

Mal di stomaco [i40]

Tassi di Successo della Reintroduzione degli Alimenti

Fase di Remissione - IBD

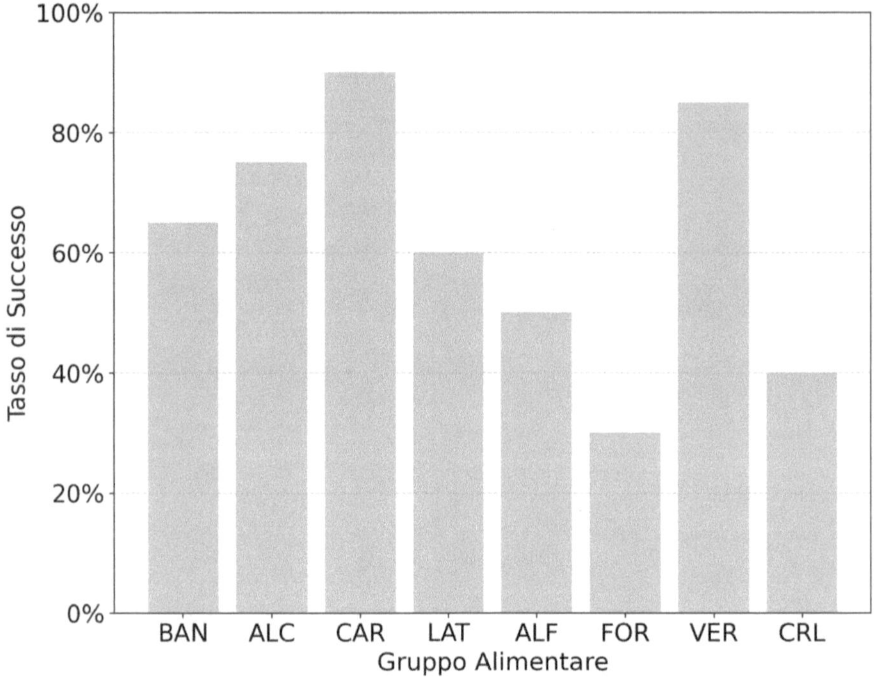

ALC: Pollo/Pesce Magro

BAN: Banane/Composta di Mele

CRL: Latticini Interi

LAT: Latticini Senza Lattosio

ALF: Altra Frutta (Frutti di Bosco, Agrumi)

CAR: Cibi Amidacei (Riso, Patate)

FOR: Cibi Ricchi di Grassi

VER: Verdure Ben Cotte

Questi dati suggeriscono diversi tassi di successo per la reintroduzione di diversi gruppi alimentari durante la remissione da IBD. Mentre i cibi amidacei e le verdure ben cotte mostrano un'elevata tolleranza, alcuni frutti e latticini presentano maggiori difficoltà. Ciò sottolinea l'importanza di un approccio personalizzato e graduale alla reintroduzione degli alimenti, monitorato da un professionista sanitario. I tassi di successo inferiori per alcuni alimenti sottolineano la necessità di una gestione attenta e di possibili modifiche dietetiche per ridurre al minimo il ripetersi dei sintomi.

Pianificazione dei pasti

Pianificazione dei pasti in remissione La strutturazione dell'assunzione di cibo acquista importanza nella fase di remissione delle malattie infiammatorie croniche intestinali. Per garantire un'adeguata fornitura di nutrienti e allo stesso tempo considerare eventuali intolleranze, si consiglia un adattamento individuale dei pasti. Ad esempio, porzioni più piccole ma più dense di energia, distribuite durante la giornata, possono alleviare la digestione e ottimizzare l'assorbimento dei nutrienti [s59]. Questa strategia consente di non sovraccaricare il metabolismo e di fornire al corpo energia sufficiente e nutrienti importanti. Allo stesso tempo, è consigliabile evitare restrizioni alimentari inutili per minimizzare il rischio di mikronaehrstoffmaengeln [s60]. Un piano alimentare equilibrato con una varietà di alimenti supporta la salute intestinale e contribuisce alla stabilizzazione a lungo termine della remissione. La reintroduzione graduale di cibi solidi dopo una fase di nutrizione enterale esclusiva dovrebbe avvenire sotto osservazione del valore del calprotectina fecale, poiché un aumento può indicare una possibile riacutizzazione dell'infiammazione [s60]. La Nutrizione Enterale Esclusiva (EEN) è una terapia efficace per l'induzione della remissione, particolarmente nei bambini e negli adolescenti con morbo di Crohn [s61]. Essa consente un apporto mirato di nutrienti e può compensare le carenze. La reintroduzione graduale degli alimenti dopo una fase di EEN si estende idealmente su un periodo da una a cinque settimane [s61]. È importante considerare le esigenze individuali e le tolleranze del paziente. Un'alternativa all'EEN è la dieta di esclusione, che si è dimostrata efficace e ha una maggiore accettazione tra i soggetti interessati [s61]. La dieta di esclusione combina una nutrizione enterale parziale con l'astensione mirata da determinati alimenti considerati scatenanti per l'infiammazione. Al contrario, la nutrizione enterale parziale (PEN) come strategia di induzione unica è meno efficace [s61]. Approcci più recenti cercano di imitare la composizione dell'EEN con alimenti convenzionali e mostrano risultati promettenti [s61]. La pianificazione dei pasti dovrebbe orientarsi sulle esigenze individuali e sulla tolleranza. Una consulenza nutrizionale può aiutare a sviluppare un piano su misura e a accompagnare in modo ottimale la reintroduzione graduale degli alimenti. Ad esempio, il ritorno a una dieta ricca di fibre dopo una fase di dieta blanda può iniziare con piccole quantità di carote o patate cotte e aumentare lentamente nel corso di diverse settimane, per non sovraccaricare la digestione. Un'alimentazione equilibrata e varia è l'obiettivo a lungo termine per garantire un'adeguata fornitura di nutrienti e migliorare sostenibilmente la qualità della vita. Tra l'altro, la scelta di alimenti appropriati e l'adattamento delle dimensioni delle porzioni possono influenzare positivamente la digestione e aumentare il benessere. Una pianificazione consapevole dei pasti contribuisce quindi in modo significativo al mantenimento della remissione e al miglioramento della qualità della vita.

Utile sapere

Dieta di esclusione
Una dieta in cui determinati alimenti che possono scatenare infiammazioni vengono esclusi per un certo periodo per testare la tolleranza e ridurre l'infiammazione intestinale.

Nutrizione enterale parziale
Una forma di alimentazione in cui una parte del cibo viene assunta tramite una soluzione nutrizionale speciale e l'altra parte tramite alimenti normali.

Calprotectina fecale
Un marcatore nelle feci che indica infiammazioni nell'intestino e viene utilizzato per monitorare il decorso della malattia.

Distribuzione dei macronutrienti per la fase di remissione

Apporto raccomandato di macronutrienti durante la remissione.

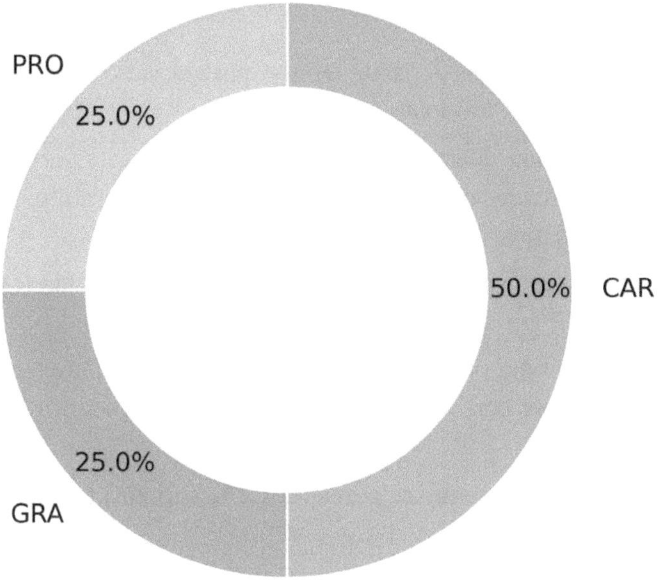

- CAR: Carboidrati (Complessi)
- GRA: Grassi (Sani)
- PRO: Proteine (Magre)

Questo grafico visualizza una distribuzione bilanciata dei macronutrienti che enfatizza i carboidrati complessi per un'energia sostenuta, proteine adeguate per la riparazione e il mantenimento dei tessuti e grassi sani per l'assunzione di acidi grassi essenziali e il benessere generale. Questo equilibrio è fondamentale per supportare la salute intestinale e mantenere la remissione nelle MICI.

Consigli concreti

- Affina i tuoi pasti nella fase di remissione con germogli coltivati in casa, ricchi di vitamine ed enzimi.
- Integra gradualmente la polvere di semi di psillio nella tua dieta per regolare la consistenza delle feci e supportare la tua flora intestinale.
- Bevi succo di carota per rigenerare le mucose e migliorare l'apporto di vitamina A.
- Prepara impacchi di patate lenitivi per alleviare i dolori addominali e favorire il rilassamento.
- Sviluppa una ricetta di emergenza personalizzata per la fase di remissione che ti dia sicurezza e benessere, ad esempio una zuppa di riso calmante.
- Varia le tue fonti di proteine con tofu fatto in casa da legumi tollerabili per aumentare la varietà nutrizionale.
- Approfitta del periodo di remissione per partecipare a corsi di cucina specifici per persone con malattie intestinali e scoprire nuove ricette tollerabili.
- Sviluppa una tua miscela di spezie che supporti la tua digestione e dia un tocco speciale ai tuoi piatti.
- Incorpora regolarmente sessioni di movimento nella tua routine quotidiana per promuovere la motilità intestinale e migliorare il benessere generale.
- Crea un'atmosfera rilassata durante i pasti per influenzare positivamente la digestione.
- Prova a preparare verdure fermentate come il crauti da solo, per mantenere il controllo sugli ingredienti.
- Affidati alla potenza della medicina naturale e discuti con il tuo medico o erborista l'uso di piante medicinali come la camomilla o la menta piperita.

3. 3 Adattamento alimentare a lungo termine

Un adeguamento nutrizionale a lungo termine è essenziale per il benessere nelle malattie infiammatorie croniche intestinali (CED) e può influenzare positivamente il decorso della malattia. Un apporto nutrizionale corretto può prevenire carenze e ridurre le infiammazioni, ma presenta anche sfide per i pazienti nella sua attuazione quotidiana. Una dieta adeguata alle esigenze richiede un continuo adattamento al decorso attuale della malattia e alle necessità personali. Scoprite in questo capitolo come ottimizzare la vostra alimentazione e migliorare in modo sostenibile la vostra qualità della vita.

Un cambiamento alimentare a lungo termine nelle CED richiede un adattamento e un accompagnamento individuali per prevenire carenze, ridurre le infiammazioni e migliorare in modo sostenibile la qualità della vita.

Apporto di nutrienti in base al fabbisogno

Nelle malattie infiammatorie croniche intestinali (CED) come il morbo di Crohn o la colite ulcerosa, un apporto di nutrienti adeguato è fondamentale per il benessere e l'andamento della malattia. Le infiammazioni nel tratto intestinale possono compromettere l'assorbimento dei nutrienti, portando a carenze. [s62] Una dieta adeguata può aiutare a compensare queste carenze e fornire al corpo energia e nutrienti essenziali. L'apporto individuale di nutrienti dovrebbe essere adattato al decorso della malattia, allo stadio attuale della malattia (acuto o remission) e alle esigenze individuali del paziente. In una fase acuta, ad esempio, le perdite di nutrienti possono essere aumentate a causa di diarrea e malabsorption, il che implica un fabbisogno maggiore di alcune vitamine e minerali. Particolarmente importante è un'adeguata assunzione di proteine, poiché sono necessarie per la costruzione e la riparazione dei tessuti. Un aumento del fabbisogno proteico può verificarsi nelle CED a causa di infiammazioni, perdite di sangue e digestione proteica compromessa. Fonti proteiche di alta qualità includono carne magra, pesce, uova, latticini e legumi. Tuttavia, la tolleranza di singoli alimenti può variare da persona a persona e dovrebbe essere chiarita nell'ambito di una consulenza nutrizionale. Oltre alle proteine, anche l'apporto di grassi gioca un ruolo importante. Mentre i grassi infiammatori come i grassi saturi e i grassi trans dovrebbero essere ridotti, gli omegafettsaeuren, presenti nel pesce grasso come salmone e sgombro, hanno proprietà antinfiammatorie e possono influenzare positivamente il decorso della malattia. L'assunzione di fibre è ambivalente nelle CED. Mentre le fibre promuovono la salute intestinale, possono aggravare i sintomi durante le fasi acute. Pertanto, l'apporto di fibre dovrebbe essere adattato individualmente e si dovrebbero preferire le fibre solubili, come quelle presenti in frutta e verdura. Le vitamine e i minerali sono anch'essi essenziali per la salute e il sistema immunitario. Nelle CED, l'assorbimento di vitamine come la vitamina B12, la vitamina D, l'acido folico e minerali come ferro, zinco e calcio può essere compromesso. È quindi importante controllare regolarmente i valori ematici per rilevare precocemente eventuali carenze e compensarle, se necessario, con integratori. Inoltre, un cambiamento nella dieta che soddisfi le esigenze individuali può contribuire a prevenire carenze. Ad esempio, in caso di carenza di ferro accertata, la carne rossa combinata con alimenti ricchi di vitamina C come i peperoni può migliorare l'assorbimento del ferro. L'apporto di liquidi è di grande importanza nelle CED, in particolare in caso di diarrea. Un'adeguata assunzione di liquidi aiuta a compensare la perdita di liquidi e a sostenere la funzione intestinale. Si raccomanda di bere almeno 1,5-2 litri d'acqua al giorno. Un apporto di nutrienti adeguato nelle CED richiede un approccio individuale e dovrebbe avvenire in consultazione con un medico o un nutrizionista. Una consulenza nutrizionale può aiutare a creare un piano alimentare adattato alle esigenze individuali e a identificare eventuali intolleranze. [s62] Attraverso un adeguato adattamento della dieta, è possibile evitare carenze, ridurre le infiammazioni e migliorare la qualità della vita.

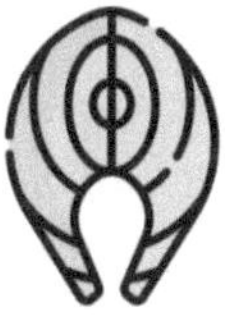

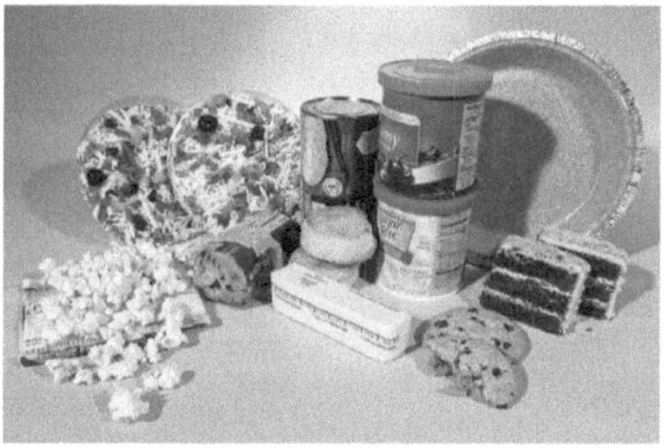

Grassi trans [i41]

Utile sapere

Grassi trans

Acidi grassi insaturi che si trovano negli oli vegetali idrogenati e in alcuni alimenti trasformati. Possono promuovere le infiammazioni e dovrebbero essere limitati nelle CED.

Integratori

Integratori alimentari che contengono vitamine, minerali o altri nutrienti e possono essere utilizzati per compensare le carenze nutrizionali nelle CED quando la dieta da sola non è sufficiente.

Assunzione e disponibilità di nutrienti nelle MICI

Disponibilità dei nutrienti rispetto all'assunzione, dimensionata in base al fabbisogno.

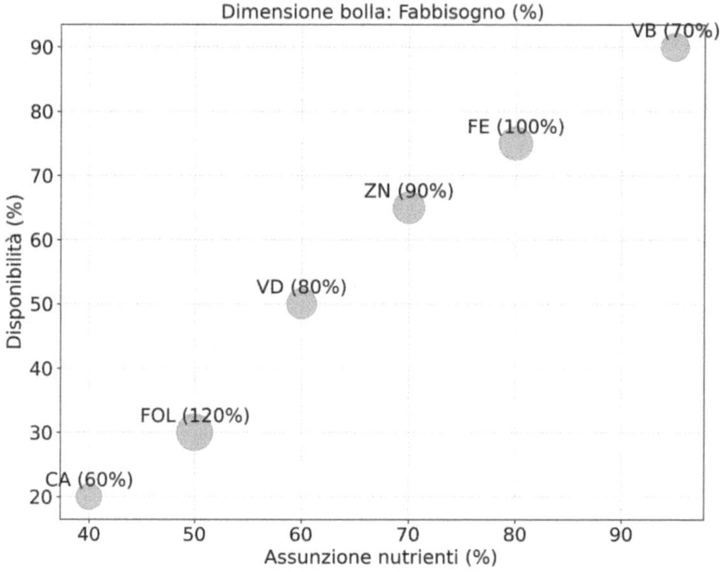

Blasengröße: Fabbisogno (%)

CA: Calcio

FOL: Folato

VD: Vitamina D

FE: Ferro

VB: Vitamina B12

ZN: Zinco

Questo grafico visualizza la complessa relazione tra l'assunzione di nutrienti, la disponibilità e il fabbisogno individuale nelle persone con MICI. In generale, un'assunzione maggiore è correlata a una maggiore disponibilità. Tuttavia, le diverse dimensioni delle bolle evidenziano che i fabbisogni individuali differiscono in modo significativo. Alcune persone con un'elevata assunzione possono comunque avere fabbisogni non soddisfatti, suggerendo potenziali problemi di assorbimento o un aumento del fabbisogno a causa dell'attività della malattia. Al contrario, alcune persone con un'assunzione inferiore possono avere i loro fabbisogni soddisfatti, possibilmente attraverso un'integrazione mirata o una gestione dietetica efficace. Ciò sottolinea l'importanza di piani nutrizionali personalizzati nella gestione delle MICI.

Pianificazione equilibrata dei pasti

La pianificazione equilibrata dei pasti per le malattie infiammatorie croniche intestinali mira a garantire un apporto ottimale di nutrienti, che soddisfi le esigenze individuali nel corso della malattia. Un aspetto importante è l'identificazione delle intolleranze alimentari, che, similmente ai gatti con malattie infiammatorie intestinali [s63], possono intensificare i processi infiammatori nell'intestino. Una dieta di esclusione mirata, in cui gli alimenti potenzialmente intolleranti vengono sistematicamente eliminati e reintrodotti, può aiutare a identificare questi fattori scatenanti e quindi creare la base per un piano alimentare individuale [s64]. Questo piano dovrebbe non solo tenere conto delle intolleranze, ma anche soddisfare il fabbisogno di nutrienti essenziali. Un piano alimentare equilibrato per le CED include un apporto adeguato di macronutrienti – proteine, grassi e carboidrati – nella giusta composizione. Le proteine sono essenziali per la rigenerazione della mucosa intestinale e dovrebbero quindi essere consumate in quantità sufficienti. Fonti proteiche adeguate sono ad esempio il pollame magro, il pesce, le uova o alternative vegetali come il tofu o le lenticchie. Nella scelta dei grassi, è consigliabile evitare i grassi saturi e trans che favoriscono l'infiammazione e puntare invece sugli acidi grassi omega-3, presenti nel pesce grasso o nell'olio di semi di lino. I carboidrati forniscono energia al corpo. È consigliabile optare per carboidrati complessi provenienti da cereali integrali, frutta e verdura, poiché sono ricchi di fibre e fanno aumentare più lentamente il livello di zucchero nel sangue. Tuttavia, la quantità di fibre deve essere adattata individualmente, poiché durante le fasi acute, gli alimenti ricchi di fibre possono aggravare i sintomi. Pertanto, una riduzione delle fibre, in particolare delle fibre insolubili, durante un attacco può essere sensata e un aumento graduale nelle fasi di remissione. Oltre ai macronutrienti, i micronutrienti come vitamine e minerali sono di grande importanza per la funzione del sistema immunitario e la salute generale. Poiché le CED possono compromettere l'assorbimento intestinale, è importante prestare attenzione a un adeguato apporto di questi nutrienti. Particolarmente rilevanti sono la vitamina B12, la vitamina D, l'acido folico, il ferro, lo zinco e il calcio. Esami del sangue regolari aiutano a rilevare eventuali carenze e, se necessario, a compensarle tramite integrazione. Una dieta equilibrata con molta frutta e verdura fresca, cereali integrali e fonti proteiche magre contribuisce a soddisfare il fabbisogno di micronutrienti. Anche l'assunzione di liquidi è importante, soprattutto in caso di malattie diarroiche. Un'adeguata idratazione aiuta a compensare la perdita di liquidi e a sostenere la digestione. Si raccomanda di bere almeno 1,5-2 litri di acqua o tè non zuccherato al giorno. Analogamente al trattamento dei gatti con malattie infiammatorie intestinali [s63], anche nelle CED un cambiamento nella dieta può portare a un miglioramento dei sintomi già dopo poco tempo. Tuttavia, è importante adattare la dieta a lungo termine per raggiungere una remissione duratura e migliorare la qualità della vita [s64]. Collaborare con un nutrizionista è utile per sviluppare un piano alimentare individuale che soddisfi le esigenze specifiche e le intolleranze, garantendo un apporto ottimale di nutrienti. Un tale piano può essere utilizzato, come nella nutrizione enterale, anche per indurre la remissione, in particolare nei bambini e negli adolescenti [s64].

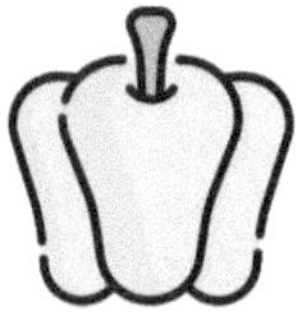

Dieta bilanciata per IBD

Distribuzione dei macronutrienti per la gestione dell'IBD.

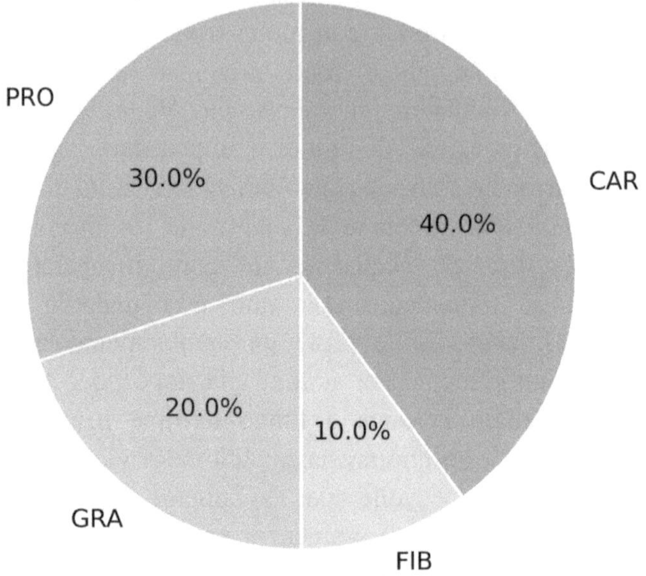

CAR: Carboidrati complessi (Cereali integrali, frutta, verdura)

GRA: Grassi sani (Avocado, olio d'oliva, noci, semi)

FIB: Fibre (Solubili e insolubili - regolare in base alla tolleranza)

PRO: Proteine (Carni magre, pesce, pollame, uova, legumi, tofu)

Questo grafico visualizza una distribuzione bilanciata di macronutrienti adatta a individui che gestiscono malattie infiammatorie croniche intestinali (IBD). L'enfasi sulle proteine supporta la riparazione dei tessuti e la funzione immunitaria. I carboidrati complessi forniscono energia sostenuta senza esacerbare l'infiammazione, mentre i grassi sani sono cruciali per l'assorbimento dei nutrienti e il benessere generale. L'assunzione di fibre è moderata per prevenire disagi digestivi e il suo tipo e quantità dovrebbero essere adeguati in base alla tolleranza individuale durante le diverse fasi della malattia. Questa distribuzione mira a minimizzare i fattori scatenanti dell'infiammazione fornendo al contempo un'alimentazione adeguata per la salute generale.

Ritmi regolari dei pasti

I pasti regolari sono un fattore importante per la salute del sistema digestivo, in particolare nelle malattie infiammatorie croniche intestinali (CED). Un ritmo costante dei pasti può alleviare il tratto intestinale e stabilizzare i processi digestivi [s65]. Mangiare in modo irregolare, al contrario, può disturbare la motilità intestinale e influenzare i processi infiammatori nell'intestino. Stabilendo un ritmo alimentare fisso, che include tre pasti principali e, se necessario, due o tre spuntini, è possibile regolare l'attività intestinale e alleviare i disturbi. Questo aiuta l'organismo ad abituarsi a un apporto nutrizionale prevedibile, minimizzando così le fluttuazioni digestive. Il rispetto costante di un tale ritmo supporta i processi digestivi naturali e può portare a una riduzione dei sintomi da CED. Inoltre, è consigliabile prestare attenzione a una composizione equilibrata dei pasti, ricca di frutta, verdura e con un sano rapporto tra acidi grassi insaturi e saturi [s65]. Uno stile alimentare di questo tipo non solo promuove la salute intestinale, ma rafforza anche l'intero sistema immunitario. Pertanto, pasti regolari, combinati con una dieta sana, potrebbero ridurre il rischio di CED e influenzare positivamente il decorso della malattia [s65]. Chi, ad esempio, fa colazione alla stessa ora ogni giorno, pranza e cena, abitua il proprio corpo a un ritmo fisso.

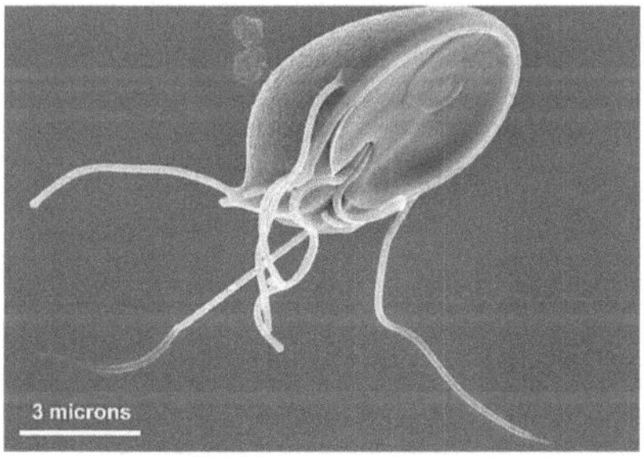

motilità intestinale [i42]

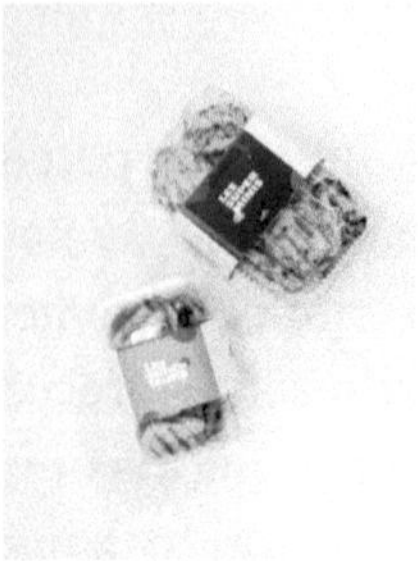

Spuntino [i43]

Utile sapere

Motilità intestinale

La capacità dell'intestino di trasportare il cibo attraverso contrazioni muscolari. Nelle CED, la motilità intestinale può essere compromessa, portando a stitichezza o diarrea. Una dieta adeguata può influenzare positivamente la motilità intestinale.

Esempio di distribuzione dei pasti per IBD

Rappresentazione visiva di un piano alimentare bilanciato distribuito durante il giorno.

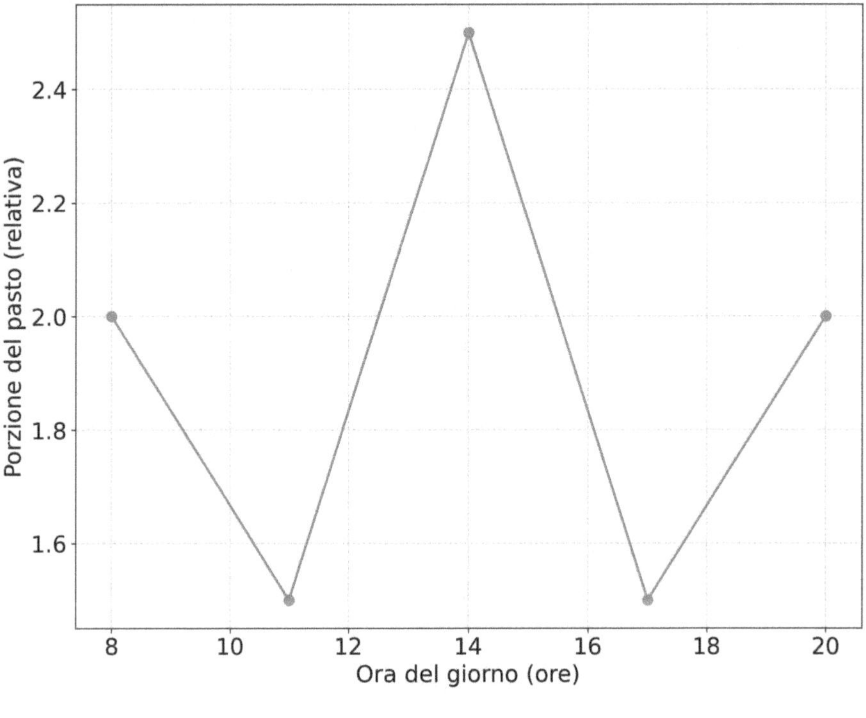

Questo grafico mostra un modello alimentare regolare con pasti più piccoli e frequenti, che può essere utile per gestire i sintomi di IBD. L'assunzione costante aiuta a regolare la digestione ed evitare di sovraccaricare il sistema digestivo. Notare l'assenza di assunzione di cibo durante la notte per consentire un periodo di riposo.

Consigli concreti

- Collegate i vostri pasti a emozioni positive gustandoli in buona compagnia.
- Concentratevi sulla varietà degli alimenti tollerati e scoprite nuovi sapori.
- Create una lista personale di "cibi confortanti" a cui poter ricorrere nei momenti difficili.
- Integrate esercizi di alimentazione consapevole nella vostra routine quotidiana per affinare la vostra percezione dei segnali di fame e sazietà.
- Visualizzate il positivo effetto della vostra alimentazione sul vostro intestino e così rafforzate la vostra motivazione.
- Premiatevi per i vostri successi nella modifica della dieta, ma non con cibi, bensì con altre esperienze positive.
- Sviluppate una strategia per affrontare situazioni difficili in cui è difficile mantenere la vostra alimentazione.
- Non vedete il cambiamento della vostra alimentazione come una rinuncia, ma come un'opportunità per un maggiore benessere e qualità della vita.
- Lasciatevi ispirare dalla natura e integrate erbe selvatiche o fiori commestibili nella vostra alimentazione.
- Sperimentate con diverse consistenze nei vostri pasti per stimolare i vostri sensi e rendere il cibo più interessante.
- Create un vostro orto di erbe aromatiche e utilizzate le erbe fresche nei vostri piatti.
- Documentate le vostre ricette preferite e create un ricettario personale per il vostro adattamento alimentare a lungo termine.

Revisione - 3. Strategie nutrizionali nel corso della malattia

Una strategia nutrizionale mirata può aiutarvi a alleviare i sintomi e migliorare la qualità della vita in caso di malattie infiammatorie croniche intestinali (CED). Tuttavia, il percorso verso una nutrizione ottimale per le CED è individuale e richiede un'attenta considerazione delle vostre esigenze personali e delle vostre reazioni. Durante una fase acuta, l'obiettivo principale è quello di alleggerire il tratto digestivo. Concentratevi su alimenti facilmente digeribili, come il porridge d'avena, le composte, le verdure cotte al vapore e le proteine magre. Evitate alimenti noti come fattori scatenanti che possono aggravare i vostri disturbi, come cibi grassi, molto speziati, alimenti che causano gonfiore o agrumi. Tenete un diario alimentare per riconoscere le correlazioni tra la vostra alimentazione e i vostri sintomi. Fate particolare attenzione a un'adeguata assunzione di liquidi per compensare la perdita causata dalla diarrea. Tisane, succhi di frutta diluiti e brodi chiari sono bevande adatte oltre all'acqua.

Dopo la fase acuta, inizia la reintroduzione graduale degli alimenti. Iniziate seguendo i principi della dieta leggera e ampliate lentamente e in modo controllato il vostro piano alimentare. Cominciate con piccole quantità e osservate attentamente la vostra reazione. Aumentate l'assunzione di fibre con cautela, per non sovraccaricare l'intestino. Un diario alimentare può aiutarvi a identificare intolleranze e ad adattare la vostra dieta di conseguenza. Il passaggio dal pane bianco al pane misto e infine al pane integrale è un buon esempio di espansione graduale della dieta. Anche la preparazione dei cibi gioca un ruolo: le zuppe frullate sostituiscono i cibi a pezzi, le verdure cotte al vapore vengono sostituite da quelle croccanti.

Nella fase di remissione, la dieta si concentra sul ripristino delle riserve di nutrienti e sulla stabilizzazione a lungo termine della salute intestinale. Una dieta equilibrata con un'adeguata assunzione di macro e micronutrienti è ora particolarmente importante. Fate attenzione a un'adeguata assunzione di proteine per la rigenerazione della mucosa intestinale e preferite gli acidi grassi omega-3 antinfiammatori. Anche se in remissione sono necessarie meno restrizioni, dovreste continuare a prestare attenzione alle vostre intolleranze individuali ed evitare alimenti scatenanti. Pasti regolari contribuiscono a stabilizzare la digestione e aiutano il corpo ad abituarsi a un'assunzione costante di nutrienti. Pasti più piccoli ma più energetici, distribuiti durante la giornata, possono ulteriormente alleggerire la digestione.

L'attuazione di queste strategie nutrizionali può essere impegnativa nella vita quotidiana. Pianificazione, disciplina e il supporto di familiari e amici sono fattori importanti per il successo. Non esitate a chiedere aiuto professionale. Una consulenza nutrizionale può aiutarvi a creare un piano alimentare individuale, adattato alle vostre esigenze e al vostro decorso della malattia. Con una strategia nutrizionale ben ponderata, potete influenzare attivamente le vostre CED, controllare i vostri sintomi e migliorare in modo sostenibile la vostra qualità della vita. Continuate a impegnarvi: la vostra salute ve ne sarà grata!

4. Misure nutrizionali complementari

Come possiamo supportare al meglio il nostro corpo in caso di malattie infiammatorie croniche intestinali? Una corretta alimentazione costituisce la base della terapia, ma a volte il nostro sistema digestivo ha bisogno di un aiuto supplementare. Integrazioni mirate possono garantire l'apporto di nutrienti e favorire il processo di guarigione. Con gli strumenti e le strategie giuste, la vita quotidiana con CED può diventare significativamente più facile. In questo capitolo scoprirete quali misure complementari possono aumentare il successo della vostra terapia personale.

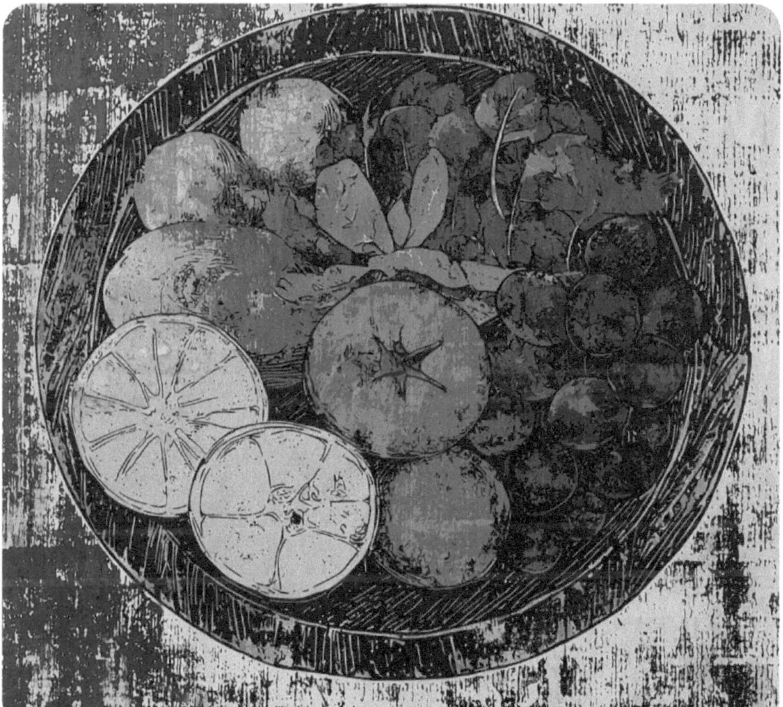

4. 1 Integratori alimentari

Nei disturbi infiammatori cronici dell'intestino (CED), l'assorbimento dei nutrienti può essere notevolmente compromesso. Le infiammazioni, i farmaci e gli interventi chirurgici influenzano il fabbisogno e l'utilizzo di vitamine, minerali e oligoelementi. Ciò può portare a carenze con conseguenze significative, dalla stanchezza e anemia a forme più gravi della malattia. Un'integrazione mirata della dieta con nutrienti può contrastare questi problemi e supportare la terapia. Tuttavia, la scelta e il dosaggio corretti sono fondamentali per evitare sovradosaggi e effetti collaterali indesiderati. Continua a leggere per scoprire quali nutrienti sono particolarmente rilevanti nei CED e come sviluppare una strategia di integrazione personalizzata.

Nelle malattie infiammatorie croniche intestinali, la supplementazione mirata di nutrienti sotto supervisione medica, basata su carenze individuali, è fondamentale, mentre l'assunzione indiscriminata di preparati multivitaminici o multiminerali dovrebbe essere evitata a causa del rischio di sovradosaggio e effetti collaterali indesiderati.

Utilizzo mirato degli integratori vitaminici

Nelle malattie infiammatorie croniche intestinali (CED), l'assunzione mirata di integratori vitaminici può essere necessaria per compensare le carenze. Le infiammazioni e le alterazioni nel tratto intestinale possono compromettere l'assorbimento di determinati nutrienti, inclusi i vitamine. [s66] Una carenza comune nelle CED riguarda la vitamina B12, essenziale per la funzione nervosa, la formazione del sangue e la sintesi del DNA. Normalmente, la vitamina B12 viene assunta attraverso l'alimentazione, principalmente da prodotti di origine animale. Tuttavia, nelle CED, l'assorbimento nell'intestino può essere compromesso, ad esempio a causa di infiammazioni nell'ileo, l'ultima parte dell'intestino tenue, dove la vitamina B12 viene principalmente assorbita. Anche interventi chirurgici all'intestino, come la rimozione di parti dell'ileo, possono compromettere permanentemente l'assorbimento della vitamina B12. In tali casi, è importante una supplementazione mirata con vitamina B12 per prevenire carenze e sintomi neurologici o anemia correlati. L'assunzione di vitamina B12 in forma di compressa ad alta dose può essere altrettanto efficace quanto le iniezioni. [s66] Questa assunzione orale di alte dosi bypassa l'assorbimento compromesso nell'intestino, poiché una piccola parte della vitamina può essere assorbita passivamente attraverso la mucosa orale. È consigliabile un controllo

regolare dei livelli di vitamina B12 nel sangue da parte del medico per adattare individualmente il dosaggio della supplementazione e garantire uno stato di approvvigionamento ottimale. Oltre alla vitamina B12, nelle CED possono verificarsi anche carenze di altre vitamine, come la vitamina D, l'acido folico o la vitamina K. Pertanto, è importante una diagnosi completa e una terapia adattata alle esigenze individuali da parte del medico. L'assunzione indiscriminata di multivitaminici senza una previa valutazione può portare a sovradosaggi e effetti collaterali indesiderati. La supplementazione mirata di singole vitamine, basata sui risultati degli esami del sangue e sotto supervisione medica, è quindi il modo migliore per compensare efficacemente e in sicurezza le carenze e supportare la salute nelle CED.

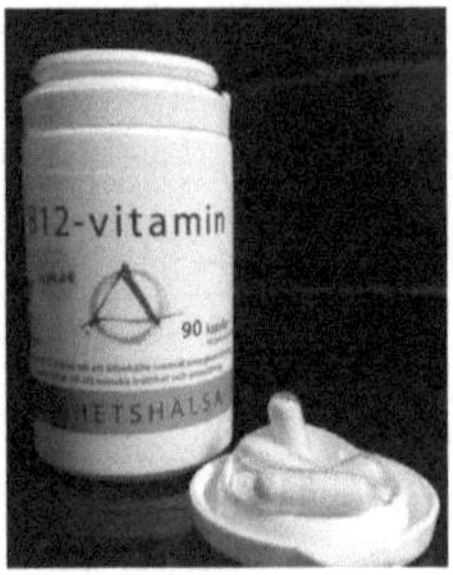

Vitamina B12 [i44]

Utile sapere

Carenze

Le carenze nelle CED possono derivare da un'assunzione insufficiente di nutrienti o da un fabbisogno aumentato a causa di infiammazioni. Possono manifestarsi in vari sintomi e dovrebbero essere corrette tramite una supplementazione adeguata.

Integratori multivitaminici

Preparati che contengono una combinazione di diverse vitamine. Nelle CED, l'assunzione di integratori multivitaminici dovrebbe essere concordata con un medico per evitare sovradosaggi.

Sovradosaggi

L'assunzione di nutrienti in quantità superiori al fabbisogno giornaliero raccomandato. I sovradosaggi possono essere dannosi per la salute e dovrebbero essere evitati.

Integratori vitaminici

Nelle CED, gli integratori vitaminici possono essere necessari per correggere le carenze dovute a malassorbimento o fabbisogno aumentato. Tuttavia, dovrebbero essere assunti in modo mirato e sotto supervisione medica per evitare sovradosaggi.

Efficacia degli integratori vitaminici nell'IBD

Efficacia relativa dei comuni integratori vitaminici per mitigare i sintomi dell'IBD.

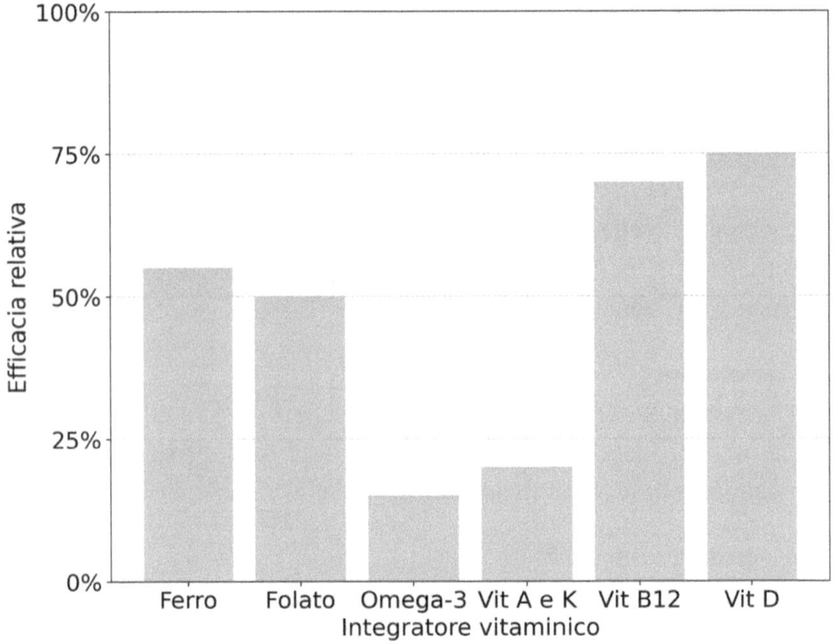

Fer: Ferro

Fol: Folato

Ome: Acidi grassi Omega-3

Vit A/K: Vitamina A e K

Vit B12: Vitamina B12

Vit D: Vitamina D

Mentre la vitamina D e la B12 mostrano un'efficacia promettente nella gestione dei sintomi dell'IBD, il ferro e il folato dimostrano un impatto moderato. La vitamina A, la K e gli Omega-3 mostrano un effetto minimo e richiedono ulteriori ricerche per confermare il loro ruolo nel trattamento dell'IBD. Questi dati suggeriscono un approccio mirato all'integrazione, concentrandosi sulle vitamine con comprovata efficacia come la D e la B12, considerando al contempo le esigenze e le carenze individuali del paziente.

Sostituzione di minerali

I minerali svolgono un ruolo cruciale in diverse funzioni corporee e possono essere compromessi nelle malattie infiammatorie croniche intestinali (CED) a causa di malabsorption, infiammazioni o terapie farmacologiche. Una carenza può avere conseguenze significative, che vanno dalla debolezza generale e dalla stanchezza a sintomi specifici, come l'anemia da carenza di ferro. [s67] Pertanto, è importante controllare lo stato minerale attraverso esami del sangue per compensare miratamente le carenze. La carenza di ferro è particolarmente comune nelle CED e può portare ad anemia. [s68] [s67] La sostituzione orale di ferro è di solito la prima scelta, ma in alcuni casi può essere necessaria anche la somministrazione endovenosa. Un'altra carenza comune riguarda il magnesio, che si verifica in particolare in caso di diarrea grave. [s67] Qui, l'assunzione orale di magnesio può normalizzare i livelli. Lo zinco è anch'esso rilevante, poiché è coinvolto nel sistema immunitario e nella guarigione delle ferite. Una carenza di zinco può aumentare il rischio di riacutizzazioni e ricoveri ospedalieri. [s69] Un supplemento può, come nel caso di un paziente con morbo di Crohn e fistole ricorrenti, supportare la guarigione delle ferite e migliorare il benessere. Anche la vitamina D è spesso insufficiente nelle CED, con una carenza che può

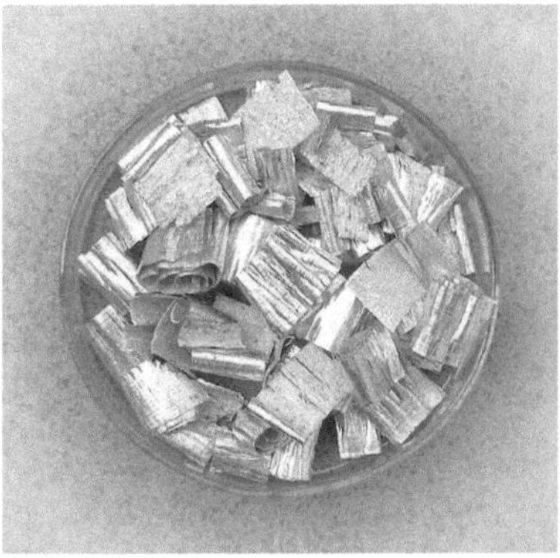

Magnesio [i45]

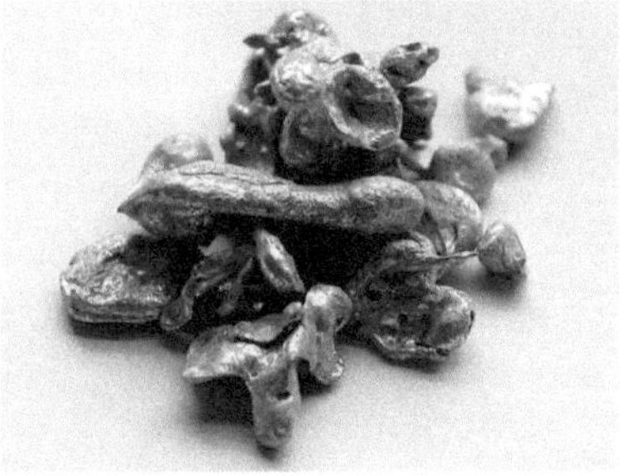

Zinco [i46]

essere sia una conseguenza che un fattore di rischio per la malattia. [s70] Un'integrazione di vitamina D può ridurre il rischio di recidive. [s70] In caso di carenza accertata, il medico, come nel caso di un paziente con colite ulcerosa e basso livello di vitamina D, può raccomandare un dosaggio individuale – circa 1000-2000 unità al giorno [s70] –. L'assunzione routinaria di preparati multiminerali senza diagnosi preliminare non è raccomandata, poiché può portare a sovradosaggi. La sostituzione mirata di singoli minerali, basata sui risultati dei test individuali e sotto supervisione medica, è l'approccio preferito. [s67] In questo modo, la terapia può essere ottimizzata in base alle esigenze del paziente e i rischi potenziali possono essere ridotti.

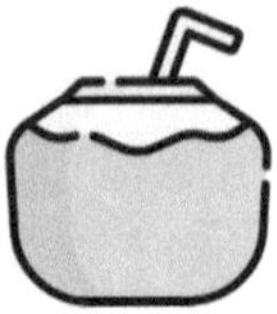

Utile sapere

Colite ulcerosa

La colite ulcerosa è una malattia infiammatoria cronica intestinale che colpisce il colon e porta a ulcere e infiammazioni della mucosa intestinale.

Supplementazione

La supplementazione si riferisce all'assunzione aggiuntiva di nutrienti, di solito sotto forma di compresse, capsule o polveri, per compensare una carenza o soddisfare il fabbisogno.

Carenze di micronutrienti nella MICI

Carenze comuni di micronutrienti che richiedono un'integrazione nei pazienti con MICI.

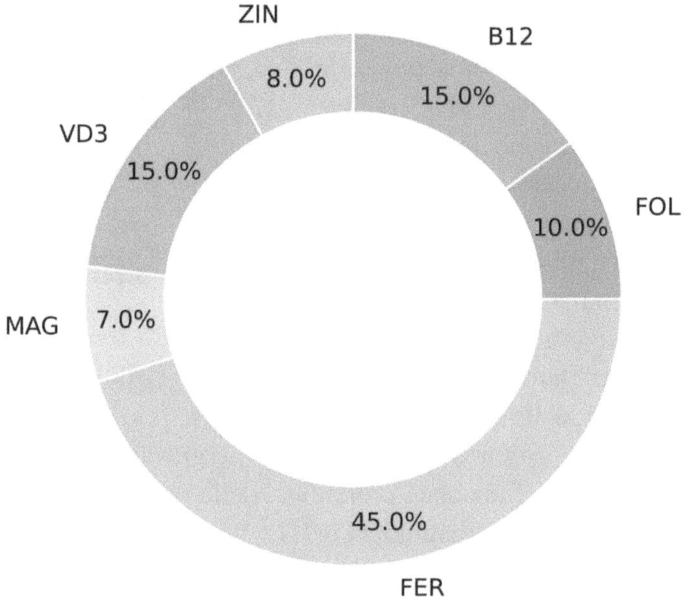

B12: Vitamina B12
FOL: Folato
VD3: Vitamina D
FER: Ferro
MAG: Magnesio
ZIN: Zinco

La carenza di ferro è la più prevalente, evidenziando l'importanza dell'integrazione di ferro nella gestione della MICI. Le carenze di B12 e folati, sebbene meno comuni del ferro, sono comunque significative e giustificano la considerazione per l'integrazione. Anche la carenza di vitamina D rappresenta una porzione notevole, sottolineando la necessità di monitoraggio e potenziale integrazione. Le carenze di zinco e magnesio, sebbene meno frequenti, contribuiscono comunque al profilo generale di carenza di micronutrienti nella MICI.

Integrare gli oligoelementi

Le malattie infiammatorie croniche intestinali (CED) sono spesso associate a un fabbisogno modificato di oligoelementi. Le infiammazioni, la malassorbimento e le terapie farmacologiche possono influenzare il bilancio di questi micronutrienti essenziali. Lo zinco e il selenio sono due esempi di oligoelementi, la cui carenza è comune nei pazienti con CED e può avere effetti clinici [s71].

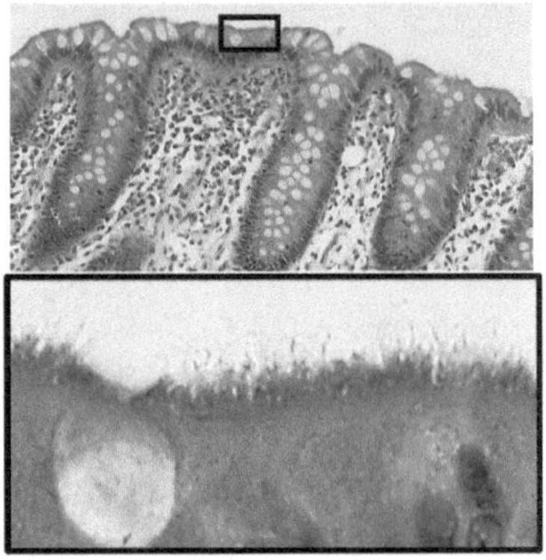

mucosa intestinale [i47]

Lo zinco è importante, tra l'altro, per il mantenimento della barriera intestinale e la funzione del sistema immunitario. Una carenza di zinco può aggravare l'infiammazione compromettendo la funzione protettiva della mucosa intestinale e alterando la risposta immunitaria [s71]. Il selenio, a sua volta, è coinvolto nei processi infiammatori e una carenza può essere associata a un decorso più grave della malattia [s71]. Tuttavia, la determinazione dello stato degli oligoelementi è complessa, poiché i livelli sierici possono variare in caso di infiammazione cronica e non riflettono sempre il fabbisogno reale [s71]. Un'integrazione mirata con zinco e selenio potrebbe comunque avere un effetto positivo sull'attività della malattia e migliorare i risultati terapeutici [s71]. Oltre a zinco e selenio, a seconda della situazione individuale, potrebbero essere necessari anche integratori di ferro o, in alcuni casi selezionati, un'ulteriore somministrazione di zinco [s72].

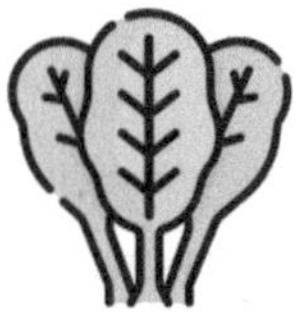

Tuttavia, non è consigliabile un'assunzione indiscriminata di multiminerali. Piuttosto, l'integrazione dovrebbe avvenire sulla base di una diagnosi completa e sotto supervisione medica, per evitare sovradosaggi e soddisfare il fabbisogno individuale. Così, un paziente con morbo di Crohn e fistole ricorrenti, in cui è stata riscontrata una carenza di zinco, potrebbe beneficiare di una somministrazione mirata di zinco per favorire la guarigione delle ferite.

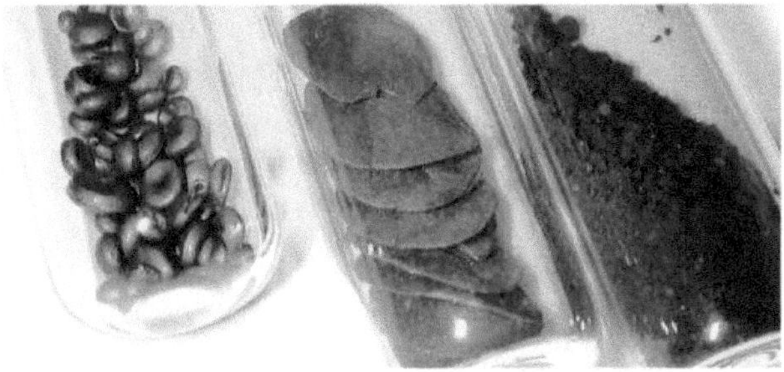

Selenio [i48]

Selenio

Un oligoelemento essenziale con proprietà antiossidanti. Protegge le cellule dai danni causati dai radicali liberi e gioca un ruolo nella funzione immunitaria. Una carenza di selenio può verificarsi nei CED e influenzare negativamente il decorso della malattia. Un'integrazione può contribuire a ridurre lo stress ossidativo e modulare l'attività infiammatoria.

Multiminerali

Integratori alimentari che contengono una combinazione di vari minerali. Nei CED si sconsiglia un'assunzione incontrollata, poiché è possibile un sovradosaggio di singoli minerali e possono verificarsi interazioni con i farmaci.

Oligoelementi

Minerali essenziali di cui il corpo ha bisogno in piccole quantità, ma che sono comunque indispensabili per vari processi metabolici. Nei CED può essere necessaria un'integrazione per compensare le carenze che possono derivare dalla malattia stessa o dal suo trattamento.

Frequenza delle carenze nei pazienti con MICI

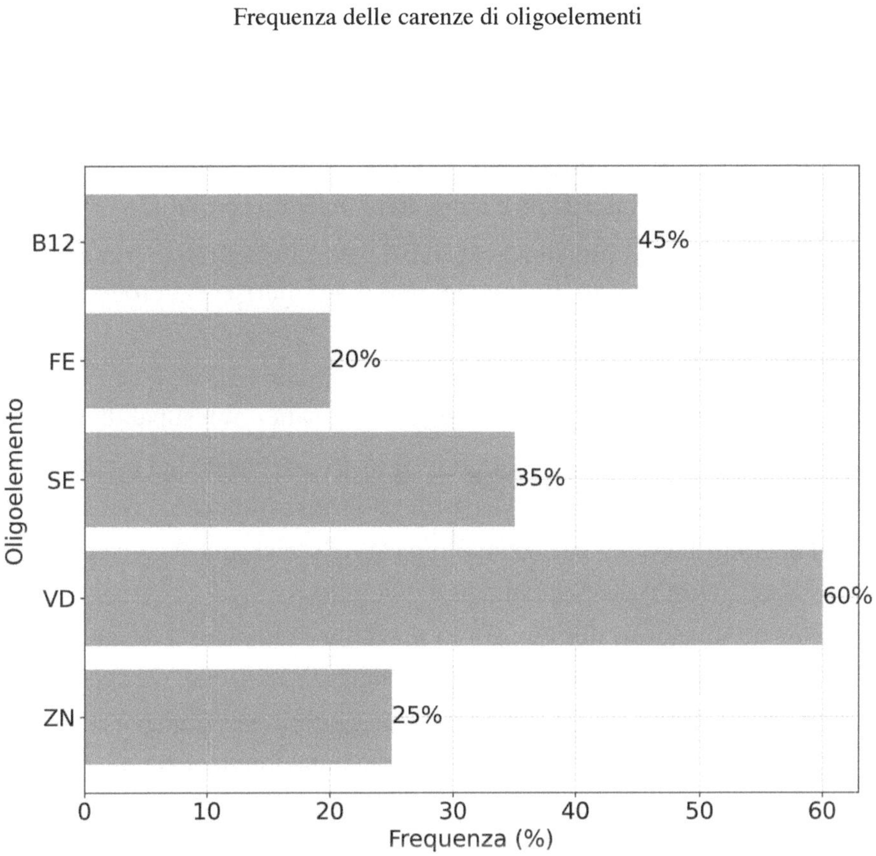

B12: Vitamina B12

FE: Ferro

SE: Selenio

VD: Vitamina D

ZN: Zinco

La carenza di ferro è la più comune nei pazienti con MICI, seguita dalla carenza di zinco e selenio. Le carenze di vitamina B12 e vitamina D sono meno comuni, ma dovrebbero comunque essere considerate. I dati evidenziano la necessità di un regolare controllo dello stato degli oligoelementi nei pazienti con MICI.

Consigli concreti

- Sfrutta la potenza dei frullati verdi per colmare le lacune nutrizionali e integrare sostanze antinfiammatorie come spinaci e zenzero.
- Crea una matrice nutrizionale personalizzata che tenga conto delle tue esigenze, della tolleranza e delle interazioni degli integratori.
- Prova integratori nutrizionali liposomiali per migliorare l'assorbimento intestinale e aumentare la biodisponibilità.
- Opta per polveri proteiche vegetali a base di piselli, riso o canapa per garantire un apporto proteico in caso di intolleranze ai prodotti animali.
- Integra fibre prebiotiche come inulina o amido resistente per promuovere specificamente la crescita di batteri intestinali benefici.
- Combina gli integratori nutrizionali in modo sensato, ad esempio vitamina D con vitamina K2 per un utilizzo ottimale.
- Fai controllare regolarmente il tuo stato di micronutrienti e adatta di conseguenza il dosaggio dei tuoi integratori.
- Scegli integratori nutrizionali in polvere per adattare il dosaggio in modo flessibile alle tue esigenze e integrarli in frullati o zuppe.
- Fai attenzione alla qualità dei tuoi integratori nutrizionali e scegli prodotti di produttori affidabili con dichiarazioni trasparenti.
- Informati sulle possibili interazioni tra integratori nutrizionali e i tuoi farmaci.
- Conserva i tuoi integratori nutrizionali al riparo dalla luce e in un luogo fresco per garantire la durata e l'efficacia.
- Rifletti sugli effetti dei tuoi integratori nutrizionali e documenta i cambiamenti nel tuo benessere in un diario.

4. 2 Supporto alla digestione

I disturbi digestivi rappresentano un notevole onere nelle malattie infiammatorie croniche intestinali (CED) e influenzano in modo significativo la qualità della vita dei soggetti colpiti. Una flora intestinale alterata, carenze nutrizionali e un'attività enzimatica insufficiente contribuiscono a questi problemi. Misure nutrizionali complementari offrono qui molteplici approcci per supportare la digestione e alleviare i sintomi. Probiotici, rimedi vegetali per la digestione e preparati enzimatici possono – se utilizzati in modo mirato – esercitare effetti positivi sulla salute intestinale e sul benessere. Tuttavia, la scelta e l'applicazione corretta di queste misure richiedono una conoscenza approfondita e un adattamento individuale. Continua a leggere per scoprire di più sulle diverse possibilità di supporto digestivo nelle CED e sviluppare la strategia più adatta a te.

La personalizzazione dei ceppi probiotici con un medico è fondamentale, soprattutto per le persone immunocompromesse, per supportare in modo mirato la flora intestinale e ridurre le infiammazioni.

Colture Probiotiche

Le colture probiotiche, microorganismi vivi con potenziali proprietà benefiche per la salute, possono svolgere un ruolo di supporto nelle malattie infiammatorie croniche intestinali (CED) [s73] [s74]. Possono influenzare positivamente la composizione della flora intestinale e rafforzare così la funzione barriera della mucosa intestinale [s73]. I probiotici promuovono la produzione di kurzkettigen_fettsaeuren (SCFAs), che fungono da fonte di energia per le cellule della mucosa intestinale, supportando così la loro rigenerazione [s75]. Inoltre, i probiotici possono modulare la risposta immunitaria influenzando la produzione di citochine antinfiammatorie e regolando l'attività delle cellule immunitarie [s74]. In questo modo, contribuiscono a ridurre le reazioni infiammatorie eccessive nell'intestino, che giocano un ruolo centrale nelle CED. I diversi meccanismi d'azione dei probiotici – come la manipolazione della microbiota intestinale, la soppressione dei patogeni, la modulazione immunitaria e il rafforzamento della barriera intestinale – possono integrarsi a vicenda e contribuire a un miglioramento dei sintomi [s74]. Nella scelta dei probiotici, è importante prestare attenzione ai ceppi battcrici specifici, poiché la loro efficacia può variare [s75]. Un prodotto con una combinazione di diversi ceppi che si completano a vicenda nella loro azione può, ad

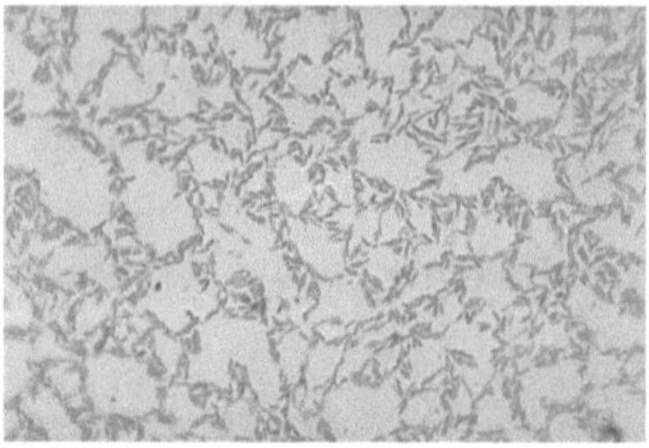

Microbiota intestinale [i49]

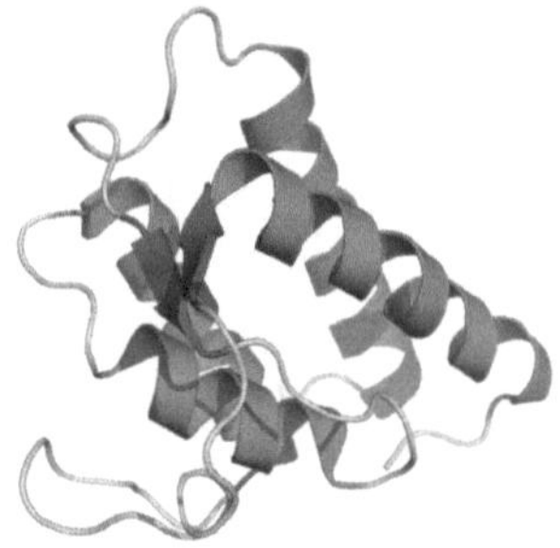

Citochine [i50]

esempio, essere utile per aumentare la diversità della flora intestinale e ottenere al contempo effetti antinfiammatori. È fondamentale che l'uso dei probiotici nelle CED avvenga sempre in consultazione con un medico, per determinare il dosaggio appropriato e il ceppo batterico adatto alla situazione individuale. È particolarmente importante prestare attenzione nei soggetti immunocompromessi [s76] [s77].

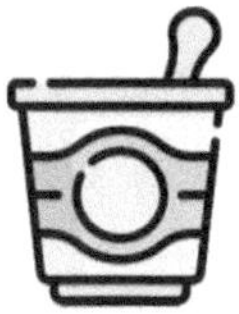

Utile sapere

Barriera Intestinale

La barriera intestinale, nota anche come barriera del colon, è uno strato protettivo nell'intestino che impedisce a sostanze nocive e patogeni di entrare nel corpo. Nelle CED, questa barriera è spesso indebolita, il che può portare a infiammazioni e ad altri problemi. I probiotici possono contribuire a rafforzare la barriera intestinale e migliorare la sua funzione.

Colture Probiotiche

Le colture probiotiche sono microorganismi vivi che, se assunti in quantità sufficienti, possono influenzare positivamente la salute intestinale. Nelle CED, possono aiutare a ripristinare l'equilibrio della flora intestinale e rafforzare la mucosa intestinale. Ciò può portare a una riduzione delle infiammazioni e a un miglioramento della funzione digestiva.

Microbiota Intestinale

La microbiota intestinale, nota anche come flora intestinale, si riferisce all'insieme di tutti i microorganismi che colonizzano l'intestino. Svolge un ruolo cruciale nella digestione, nel sistema immunitario e nella salute generale. Nelle CED, la composizione della flora intestinale è spesso alterata, il che può contribuire a un aggravamento dei sintomi. I probiotici possono aiutare a stabilizzare la flora intestinale e migliorare così la salute intestinale.

Efficacia probiotica nell'IBD

Efficacia dei ceppi probiotici nell'IBD per dosaggio e occorrenza.

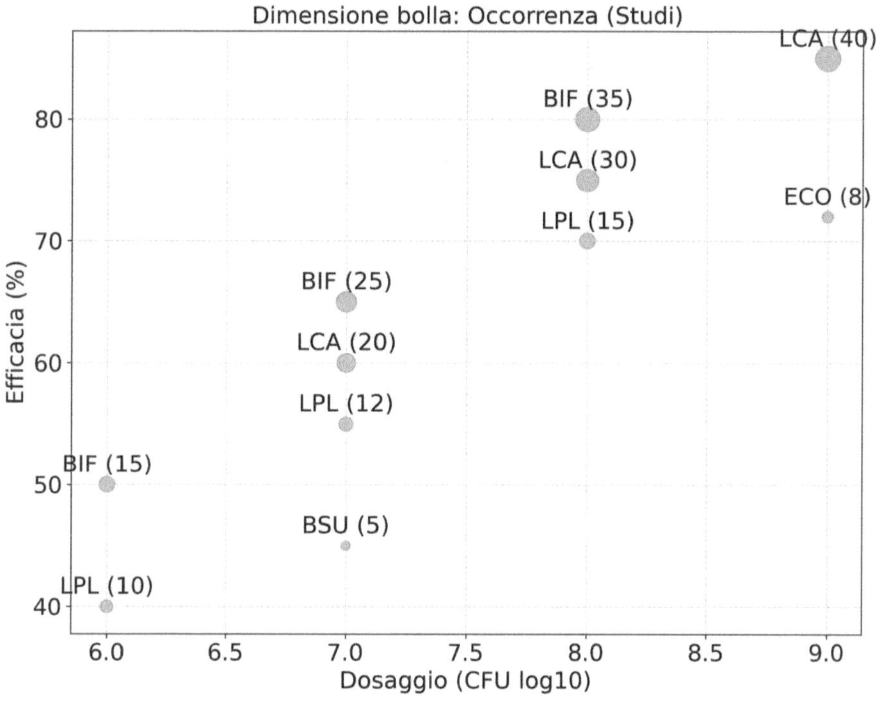

Blasengröße: Occorrenza (Studi)

BIF: B. bifidum

BSU: B. subtilis

ECO: E. coli Nissle 1917

LCA: L. casei

LPL: L. plantarum

Dosaggi più elevati di L. casei e B. bifidum mostrano una maggiore correlazione con l'efficacia, mentre L. plantarum dimostra efficacia in un intervallo di dosaggio più ampio. L'occorrenza evidenzia la prevalenza della ricerca su ceppi specifici, suggerendo che sono necessarie ulteriori ricerche per i ceppi con minore occorrenza.

Integratori digestivi a base di erbe

Gli integratori digestivi a base di erbe possono essere utilizzati in aggiunta al trattamento medico convenzionale per le malattie infiammatorie croniche intestinali (CED). Studi suggeriscono che le terapie a base di erbe possono ridurre l'attività infiammatoria nella colite sperimentale, abbassando i valori degli indici infiammatori, inclusi i citochine sieriche e gli indici dello stress ossidativo [s78]. Gli effetti positivi si basano su vari meccanismi come la regolazione immunitaria, l'attività antiossidante e l'inibizione del leucotriene B4 e del fattore nucleare-κB [s78]. Ad esempio, i polifenoli, presenti in molte piante, possono ridurre l'attività della malattia [s79]. Anche le ballaststoffe, in particolare le fibre vegetali, hanno un effetto positivo sui sintomi delle CED, contrastando i disturbi gastrointestinali [s79]. Una dieta ricca di fibre può migliorare la qualità della vita dei pazienti e persino portare a una remissione clinica [s79]. Anche una dieta a basso contenuto di FODMAP può migliorare la qualità della vita riducendo i sintomi gastrointestinali clinici e i disturbi [s79]. Chi desidera modificare la propria alimentazione dovrebbe farlo gradualmente e osservare la tolleranza dei singoli alimenti. L'aloe vera, tradizionalmente utilizzata per trattare la stitichezza, contiene antrachinoni, che hanno un effetto lassativo [s80]. Tuttavia, l'assunzione a lungo termine e ad alte dosi di aloe vera deve essere effettuata con cautela, poiché può portare a perdite di elettroliti.

Utile sapere

Antrachinoni

Gli antrachinoni sono lassativi naturali presenti nell'aloe vera. Stimolano l'attività intestinale e possono aiutare in caso di stitichezza. Tuttavia, un'assunzione a lungo termine di antrachinoni può portare a perdite di elettroliti e dipendenza.

Fattore nucleare-κB

Il fattore nucleare-κB (NF-κB) è un fattore di trascrizione che gioca un ruolo chiave nelle reazioni infiammatorie. L'inibizione di NF-κB può ridurre la produzione di citochine pro-infiammatorie e quindi attenuare l'infiammazione nell'intestino.

Stress ossidativo

Lo stress ossidativo si verifica a causa di uno squilibrio tra radicali liberi e antiossidanti nel corpo. Nelle CED, lo stress ossidativo può danneggiare la mucosa intestinale e aumentare l'infiammazione. Una dieta ricca di antiossidanti può aiutare a ridurre lo stress ossidativo e proteggere la mucosa intestinale.

Composti vegetali efficaci per il supporto digestivo nell'IBD

Distribuzione di composti vegetali efficaci per il supporto digestivo nell'IBD.

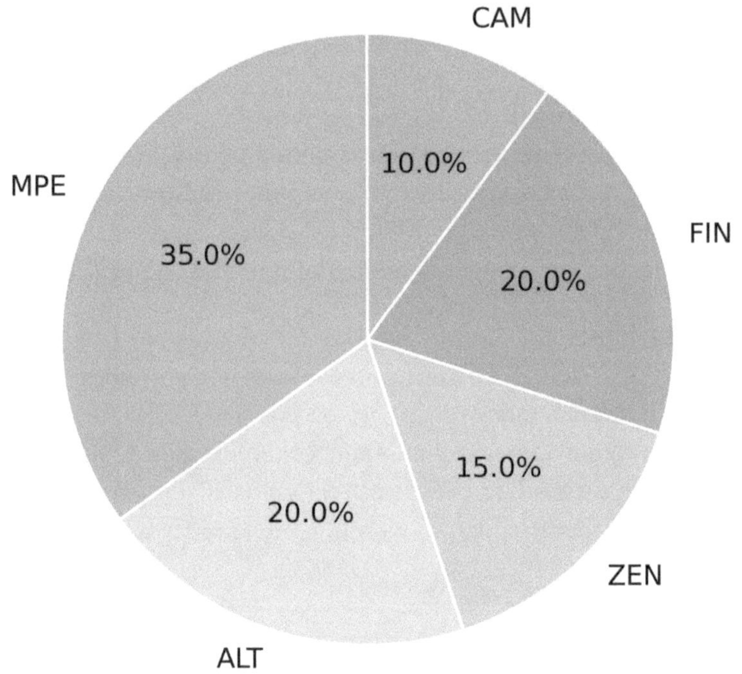

ALT: Altro (ad es. curcuma, aloe vera)

CAM: Camomilla

FIN: Finocchio

MPE: Olio di menta piperita

ZEN: Zenzero

Mentre l'olio di menta piperita mostra il maggiore potenziale beneficio, una combinazione di diversi composti vegetali come finocchio, zenzero e camomilla può offrire un approccio più olistico alla gestione del disagio digestivo nell'IBD. Sono necessarie ulteriori ricerche per comprendere appieno gli effetti sinergici di questi composti.

Preparati enzimatici

I preparati enzimatici possono essere utilizzati in caso di disturbi digestivi nell'ambito delle malattie infiammatorie croniche intestinali (CED). Una carenza di enzimi digestivi, ad esempio a causa di una insufficienza pancreatica esocrina (EPI), compromette l'assorbimento dei nutrienti e può portare a maldigestione e malassorbimento [s81] [s82]. Una terapia sostitutiva enzimatica (PERT) può alleviare la situazione e migliorare la digestione dei grassi, il che può avere un effetto positivo sui sintomi e sulla qualità della vita [s81]. La terapia con enzimi pancreatici è il trattamento standard per l'EPI ed è utilizzata anche nella fibrosi cistica, che spesso si accompagna all'EPI [s83] [s82]. Oltre ai classici preparati enzimatici di origine animale, esistono anche alternative vegetali e microbiche [s83]. In caso di steatorrea accertata, perdita di peso o altri sintomi di malassorbimento, è indicata una terapia sostitutiva enzimatica [s82]. Anche nel cancro pancreatico può rallentare la perdita di peso e migliorare la qualità della vita [s82]. I preparati enzimatici devono essere somministrati secondo le linee guida per la pancreatite cronica [s82]. Oltre ai classici preparati orali di ferro come il solfato ferroso, il succinato ferroso e il fumarato ferroso, ci sono nuove formulazioni orali di ferro, come il ferro sucrosomale, che presentano un'alta biodisponibilità e meno effetti collaterali [s84]. In caso di CED attiva e anemia grave, si preferiscono i preparati di ferro endovenosi, poiché bypassano il tratto gastrointestinale [s84]. Negli Stati Uniti, i preparati orali di ferro sono considerati la prima scelta, mentre in Europa i preparati endovenosi sono lo standard [s84]. La scelta del preparato di ferro appropriato dovrebbe avvenire in consultazione con un medico.

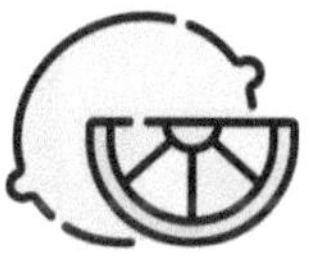

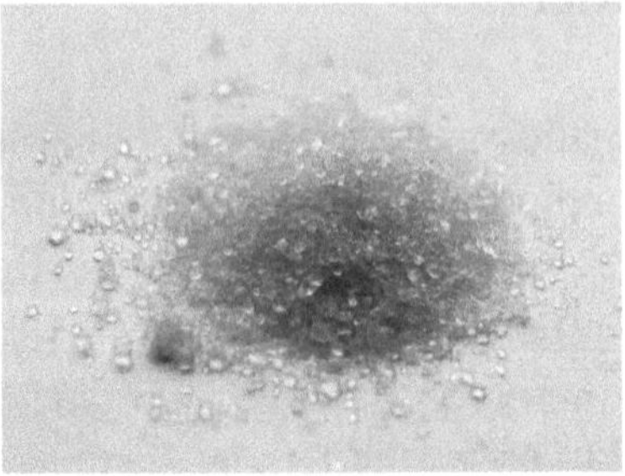

Solfato ferroso [i51]

Utile sapere

Biodisponibilità

Indica quanto di un nutriente assunto (ad esempio, ferro) viene effettivamente assorbito e utilizzato dal corpo. Nelle CED, la biodisponibilità dei nutrienti può essere compromessa.

Ferro sucrosomale

Una forma speciale di preparati di ferro che offre un'assorbimento e tollerabilità migliorati rispetto ai preparati di ferro convenzionali. Può essere utile per i pazienti con CED che presentano carenza di ferro.

Insufficienza pancreatica esocrina

Qui il pancreas non produce abbastanza enzimi digestivi. Questo può portare a problemi nella digestione dei grassi e nell'assorbimento dei nutrienti ed è particolarmente rilevante nelle CED.

Terapia sostitutiva enzimatica

In questo caso vengono assunti enzimi digestivi artificiali per sostituire gli enzimi mancanti del pancreas e migliorare la digestione. Questo può essere utile per i pazienti con CED che presentano maldigestione e malassorbimento.

Attività Enzimatica nel Tratto Digestivo Simulato

Attività enzimatica nel tempo in un ambiente IBD simulato.

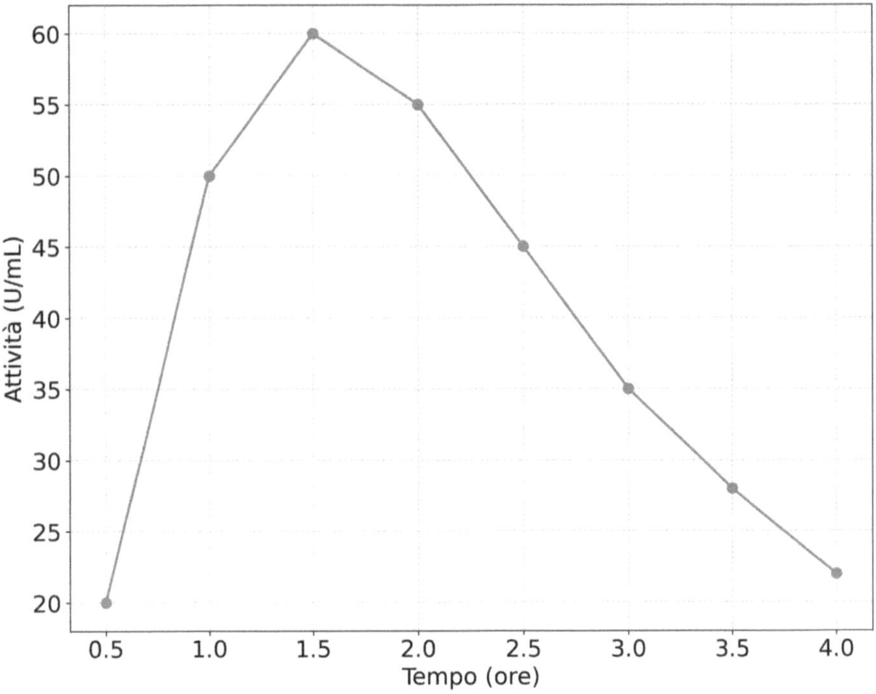

Il grafico mostra un aumento significativo dell'attività enzimatica entro la prima ora, con un picco intorno a 1,5 ore. Ciò suggerisce un rapido supporto iniziale alla digestione. Il successivo declino indica una riduzione del substrato disponibile o un potenziale degrado enzimatico nel tempo. Mantenere un supporto digestivo costante nell'IBD può richiedere dosi ripetute o formulazioni a rilascio prolungato.

Consigli concreti

- Investi in un frullatore di alta qualità per frullare delicatamente alimenti ricchi di fibre e facilitare così la digestione.
- Crea miscele di spezie personalizzate che stimolino la tua digestione e arricchiscano il sapore dei tuoi piatti.
- Prepara bevande fermentate come il kombucha o il kefir d'acqua in casa e adatta il grado di fermentazione alle tue esigenze individuali.
- Scopri il mondo dei funghi medicinali e integrali nella tua dieta, previa consultazione con il tuo medico.
- Impara le basi del massaggio addominale per stimolare delicatamente la tua digestione e alleviare i disturbi digestivi.
- Sfrutta il calore: riscalda leggermente i tuoi cibi prima di consumarli per supportare la digestione.
- Sperimenta con diversi agenti gelificanti come i semi di lino o i semi di chia e osserva gli effetti sulla tua digestione.
- Immergiti nel mondo della cucina ayurvedica e scopri spezie e metodi di preparazione che armonizzano la tua digestione.
- Integra regolarmente sostanze amare nella tua dieta, ad esempio consumando cicoria o carciofi.
- Sviluppa una routine serale che supporti la tua digestione e ti consenta di avere un sonno ristoratore.
- Affidati al potere della propoli e discuti l'assunzione con il tuo medico per beneficiare delle sue proprietà antinfiammatorie.

4. 3 Tenere un diario alimentare

Un diario alimentare aiuta a rivelare le connessioni tra alimentazione e disturbi nelle malattie infiammatorie croniche intestinali. La documentazione di cibi, bevande, metodi di preparazione e orari dei pasti consente di identificare i fattori scatenanti individuali per i disturbi. Allo stesso tempo, il diario fornisce informazioni preziose sull'influenza di diversi alimenti sull'andamento della malattia. Oltre ai sintomi concreti come dolori addominali o gonfiore, è importante registrare anche disturbi generali del benessere. Questa raccolta dati completa crea la base per un adeguamento mirato dell'alimentazione e lo sviluppo di una strategia alimentare individuale. Scoprite di seguito come tenere un diario alimentare in modo efficace e come sfruttare al meglio le informazioni ottenute.

Un diario alimentare è realmente utile solo se, oltre agli alimenti e alle quantità consumate, vengono documentati anche il metodo di preparazione, l'orario, i sintomi associati e il benessere generale.

Creare un diario dei sintomi

Un diario dei sintomi serve alla registrazione sistematica dei disturbi e del loro decorso temporale. Attraverso la documentazione di sintomi come dolori addominali, evacuazioni, ma anche disturbi generali del benessere, è possibile riconoscere schemi ricorrenti [s85] [s86]. In aggiunta alla documentazione dei sintomi, è importante registrare l'assunzione di cibo per rivelare le correlazioni tra alimentazione e disturbi [s87] [s88]. Un diario dei sintomi può aiutare a identificare i fattori scatenanti personali per le riacutizzazioni. Annotate, ad esempio, oltre all'intensità del dolore (leggera, media, forte) e alla durata, anche l'orario di insorgenza e sintomi concomitanti come gonfiore o nausea. Attraverso la registrazione dettagliata dell'assunzione di cibo, compresi le bevande, arricchite il vostro diario dei sintomi rendendolo uno strumento prezioso. L'analisi congiunta di sintomi e alimentazione vi consente di riconoscere potenziali correlazioni e di adattare di conseguenza la vostra dieta. Le app per diari digitali possono facilitare la documentazione e offrono funzioni aggiuntive come grafici per visualizzare il decorso della malattia [s88]. Quando scegliete un'app, assicuratevi che soddisfi le vostre esigenze individuali e consenta una registrazione dettagliata di sintomi e alimenti. L'analisi congiunta del vostro diario dei sintomi con il vostro medico può ottimizzare la terapia. [s86] Un diario dei sintomi dettagliato vi supporta nel partecipare attivamente al vostro processo di salute e nel trovare insieme al vostro medico la terapia migliore possibile.

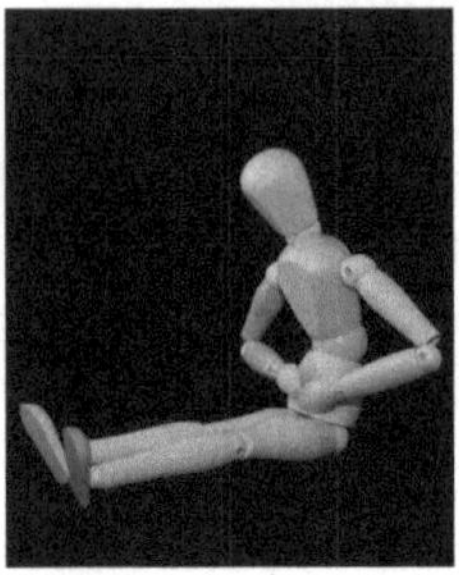

Nausea [i52]

Utile sapere

Gonfiore

Il gonfiore si verifica a causa di un'eccessiva accumulazione di gas nel tratto digestivo e può portare a una sgradevole sensazione di pienezza e dolori addominali. La registrazione del gonfiore nel diario alimentare può aiutare a identificare gli alimenti che causano gonfiore.

Nausea

La nausea è una sensazione sgradevole nello stomaco, spesso accompagnata dal bisogno di vomitare. La documentazione della nausea nel diario alimentare può aiutare a trovare i fattori scatenanti nell'alimentazione.

Sintomo

Un sintomo è un segno di una malattia percepito dal paziente, come ad esempio dolori addominali, diarrea o gonfiore. La documentazione dei sintomi nel diario alimentare aiuta a riconoscere le correlazioni con l'alimentazione.

Correlazione tra la gravità dei sintomi e la dieta

Correlazione tra la gravità dei sintomi e l'assunzione alimentare nel tempo.

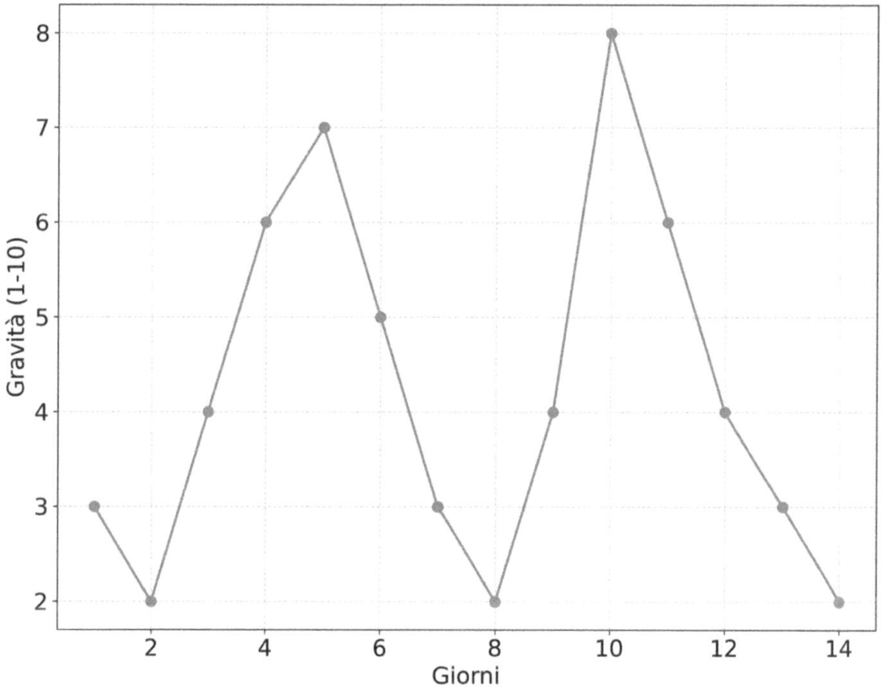

Questo grafico mostra una potenziale correlazione tra le scelte dietetiche e la gravità dei sintomi. L'aumento della gravità dei sintomi sembra coincidere con il consumo di alimenti scatenanti, suggerendo la necessità di aggiustamenti dietetici e ulteriori indagini su specifiche intolleranze alimentari.

Documentare le tolleranze

La documentazione della tolleranza alimentare è un passo importante per comprendere i fattori scatenanti individuali delle lamentele nelle malattie infiammatorie croniche intestinali. Un dettagliato diario alimentare, tenuto per un certo periodo, aiuta a riconoscere le correlazioni tra alimenti e l'insorgenza di sintomi [s89]. Oltre all'elenco completo di tutti i cibi e le bevande consumati, comprese le quantità, il diario dovrebbe contenere anche informazioni sui metodi di preparazione. In questo modo, si può esaminare l'influenza delle verdure crude rispetto a quelle cotte sulla digestione. Inoltre, è utile annotare l'orario dei pasti per registrare le variazioni di tolleranza legate al momento della giornata. Oltre ai sintomi concreti come dolori addominali, diarrea o gonfiore, si registrano anche disturbi generali del benessere come affaticamento o difficoltà di concentrazione. Queste informazioni consentono un'analisi più completa delle reazioni del corpo a diversi alimenti e aiutano a identificare le unvertraeglichkeiten individuali [s89]. La valutazione regolare del diario alimentare ti supporta nell'adattare la tua dieta in modo mirato e nel prolungare i periodi senza sintomi. Un'analisi così accurata può, ad esempio, rivelare che determinati gruppi alimentari, come i latticini o i cereali contenenti glutine, sono tollerati in determinate quantità o metodi di preparazione, mentre altre varianti scatenano sintomi.

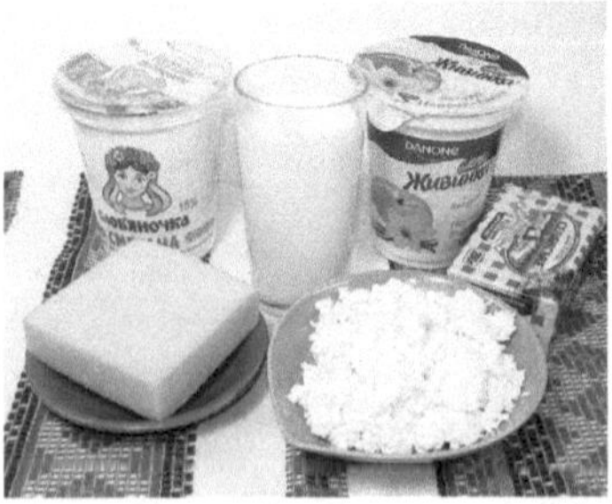

Latticini [i53]

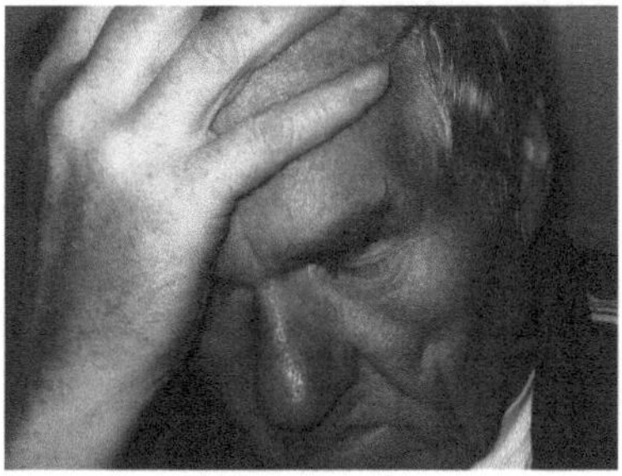

Stanchezza [i54]

Riconoscere i modelli alimentari

Attraverso la registrazione costante di un diario alimentare, in cui documentate l'assunzione di cibo e i sintomi correlati, potete riconoscere le connessioni tra la vostra alimentazione e l'andamento della vostra malattia. L'analisi individuale del vostro diario consente di identificare schemi ricorrenti e comprendere i fattori scatenanti personali per i sintomi. Un esempio: osservate nel diario alimentare che i dolori addominali e i gonfiori aumentano dopo il consumo di prodotti lattiero-caseari. Questa osservazione può essere un'indicazione di laktoseintoleranz, che si verifica frequentemente nelle malattie infiammatorie croniche intestinali. Riducendo miratamente o evitando temporaneamente i prodotti lattiero-caseari, verificate se i sintomi migliorano. Un approccio sistematico come questo, supportato dal diario alimentare, vi aiuta a riconoscere le intolleranze individuali e ad adattare la vostra alimentazione di conseguenza. Tenete presente che non esistono raccomandazioni alimentari uniformi per le malattie infiammatorie croniche intestinali. Ciò che un paziente tollera senza problemi può causare sintomi in un altro paziente. La composizione dei macronutrienti, in particolare la qualità dei carboidrati e dei grassi, è più decisiva della quantità. Pertanto, l'astensione da alimenti altamente trasformati e zuccheri semplici può avere effetti positivi sull'andamento della malattia. A differenza della dieta occidentale, ricca di grassi saturi e zuccheri raffinati e associata a un aumento del rischio di malattie infiammatorie croniche intestinali, la dieta antinfiammatoria si concentra su alimenti con un indice glicemico basso, prebiotici e probiotici e grassi sani. L'adattamento dell'assunzione di cibo alle esigenze e tolleranze individuali del paziente è centrale. Durante un attacco, si raccomandano cibi morbidi e frullati che rispettano il tratto digestivo. Con la scomparsa dei sintomi, ampliate gradualmente la vostra scelta alimentare e documentate attentamente le reazioni del vostro corpo nel diario alimentare. In questo modo, otterrete preziose informazioni sulle vostre tolleranze personali e svilupperete nel tempo una strategia alimentare individuale che soddisfi le vostre esigenze.

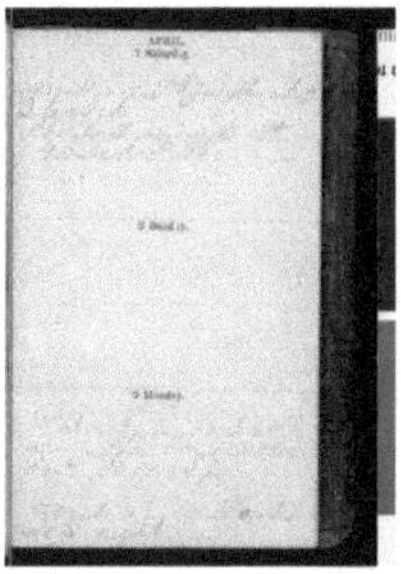

Diario alimentare [i55]

Utile sapere

Attacco
Fase acuta di una malattia infiammatoria cronica intestinale con sintomi accentuati. L'alimentazione durante l'attacco dovrebbe essere documentata con particolare attenzione nel diario, poiché può avere un grande impatto sui sintomi.

Indice glicemico
Una misura di quanto rapidamente un alimento contenente carboidrati influisce sui livelli di zucchero nel sangue. Gli alimenti con un indice glicemico basso sono raccomandati nelle malattie infiammatorie croniche intestinali e dovrebbero essere considerati nel diario alimentare.

Probiotici
Microorganismi vivi che supportano la flora intestinale e possono avere effetti positivi nelle malattie infiammatorie croniche intestinali. L'assunzione di probiotici dovrebbe essere registrata nel diario alimentare.

Correlazione tra nutrizione e sintomi nell'IBD

Correlazione tra gruppi alimentari, gravità dei sintomi e tempo trascorso dal consumo.

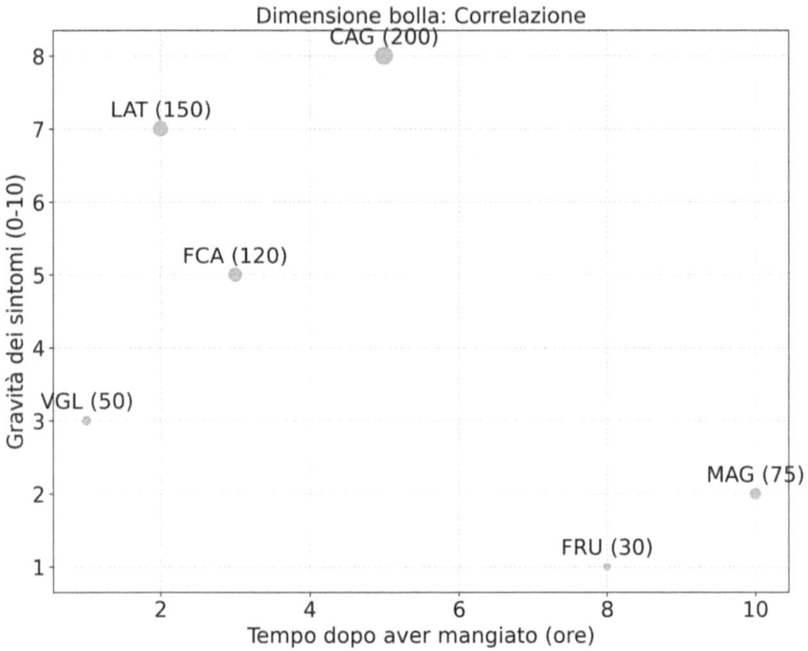

Blasengröße: Correlazione

CAG: Carni ad alto contenuto di grassi	FCA: Carboidrati fritti/ricchi
FRU: Frutta	LAT: Latticini/Glutine fermentato
MAG: Carni magre	VGL: Verdure/Senza glutine

Questo grafico suggerisce una potenziale correlazione tra alcuni gruppi alimentari e le riacutizzazioni dei sintomi. Le bolle più grandi indicano una correlazione più forte. La posizione sull'asse y riflette la gravità riportata dei sintomi, mentre l'asse x mostra il tempo medio dopo il consumo fino alla comparsa dei sintomi. I gruppi di bolle in aree specifiche potrebbero evidenziare i gruppi alimentari problematici e il loro tipico tempo di insorgenza dei sintomi. Ad esempio, un gruppo di bolle grandi relative ai latticini, in alto sull'asse y e in basso sull'asse x, suggerirebbe una forte correlazione tra consumo di latticini, sintomi gravi e insorgenza rapida.

Consigli concreti

- Cambia la consistenza dei tuoi pasti: ad esempio, frulla zuppe o stufati per alleggerire il tratto digestivo senza rinunciare a nutrienti importanti.
- Annota nel tuo diario alimentare non solo COSA, ma anche COME mangi: presta attenzione al tuo umore, all'ambiente e alla sensazione di sazietà durante il pasto.
- Introduci un "barometro di tolleranza": valuta nel diario la tolleranza di ogni alimento su una scala da 1 (molto ben tollerato) a 10 (intollerante).
- Sperimenta con piccole porzioni di nuovi alimenti introdotti e aumentale lentamente per osservare attentamente la reazione del tuo corpo.
- Utilizza il tuo diario alimentare per scoprire se la combinazione di determinati alimenti provoca disturbi che singolarmente vengono tollerati bene.
- Fotografa i tuoi pasti per il tuo diario: in questo modo avrai una rapida panoramica della tua alimentazione e potrai riconoscere schemi nascosti.
- Analizza il tuo diario dopo attacchi di fame emotiva: ci sono emozioni specifiche che ti spingono a mangiare determinati alimenti?
- Annota nel diario se hai fatto sport prima o dopo i pasti e quale influenza ha questo sulla tua tolleranza.
- Crea un nuovo diario alimentare ogni settimana con un focus specifico, ad esempio le fibre, per ottenere informazioni mirate.
- Usa colori diversi nel diario per visualizzare l'intensità dei tuoi sintomi e riconoscere più rapidamente le correlazioni.
- Integra esercizi di rilassamento nella tua routine quotidiana e documenta nel diario quale influenza hanno sulla tua digestione.

Revisione - 4. Misure nutrizionali complementari

Le misure nutrizionali complementari svolgono un ruolo importante nelle malattie infiammatorie croniche intestinali (CED), poiché possono aiutarti a compensare le carenze e a supportare la tua terapia. Le infiammazioni e le alterazioni nel tratto intestinale possono compromettere l'assorbimento di vitamine e minerali essenziali, portando a un fabbisogno aumentato. Pertanto, una supplementazione mirata e personalizzata è spesso indispensabile per fornire al tuo corpo il supporto ottimale e promuovere la tua salute. È fondamentale non ricorrere indiscriminatamente a preparati multivitaminici o multiminerali, ma far controllare regolarmente i tuoi valori ematici dal tuo medico. Sulla base di questi risultati, il tuo medico potrà fornirti una raccomandazione su misura per la supplementazione di singole vitamine e minerali, come ad esempio la vitamina B12, la vitamina D, il ferro, il magnesio o lo zinco. In questo modo eviterai sovradosaggi e garantirai di ricevere esattamente i nutrienti di cui il tuo corpo ha bisogno.

Oltre alla supplementazione di micronutrienti, anche i probiotici e gli integratori vegetali per la digestione possono integrare in modo utile la tua terapia. I probiotici, ovvero microrganismi vivi con proprietà benefiche per la salute, possono contribuire a stabilizzare la flora intestinale e ridurre le infiammazioni. Quando scegli i probiotici, presta attenzione ai ceppi batterici specifici e discuti l'assunzione con il tuo medico. Gli integratori vegetali per la digestione, come le fibre o alcuni polifenoli, possono anch'essi avere effetti positivi sulla tua digestione e sul tuo benessere. Sperimenta con cautela diversi preparati vegetali e osserva attentamente come il tuo corpo reagisce. Anche in questo caso, è consigliabile consultare il tuo medico.

Per identificare le tue esigenze individuali e le intolleranze, tenere un diario dei sintomi è uno strumento prezioso. Documenta non solo i tuoi disturbi, ma anche la tua assunzione alimentare, comprese le quantità, i metodi di preparazione e gli orari. In questo modo potrai riconoscere le correlazioni tra determinati alimenti e l'insorgenza dei tuoi sintomi. Le app per il diario digitale possono facilitare la documentazione e spesso offrono funzioni aggiuntive come grafici per visualizzare l'andamento della tua malattia. L'analisi del tuo diario dei sintomi insieme al tuo medico consente un adeguamento mirato della tua strategia alimentare e può contribuire a migliorare la tua qualità di vita.

L'implementazione di queste raccomandazioni potrebbe sembrarti inizialmente impegnativa. Pertanto, inizia gradualmente e concentrati prima sugli aspetti che ti sembrano più importanti. Integra la documentazione della tua alimentazione e dei tuoi sintomi nella tua vita quotidiana e considerala un investimento nella tua salute. Con il tempo, riconoscerai schemi e imparerai a ottimizzare la tua alimentazione in base alle tue esigenze individuali. Una dieta equilibrata, integrata da misure mirate, può aiutarti a gestire meglio la tua CED e a migliorare in modo sostenibile la tua qualità di vita. Rimani motivato e lasciati supportare dal tuo medico o da un consulente nutrizionale: ne vale la pena!

5. Gestione pratica della vita quotidiana

Come si può gestire la propria vita quotidiana con una malattia infiammatoria cronica intestinale, senza essere costantemente influenzati da essa? Affrontare la CED richiede routine ben pensate e una buona organizzazione - dalla cucina al ristorante. Con le giuste strategie, è possibile affrontare con serenità le attività lavorative e private, senza rinunciare al piacere e alla vita sociale. Le pagine seguenti presentano soluzioni pratiche per situazioni quotidiane tipiche e sfatano il mito che la CED significhi automaticamente limitazione.

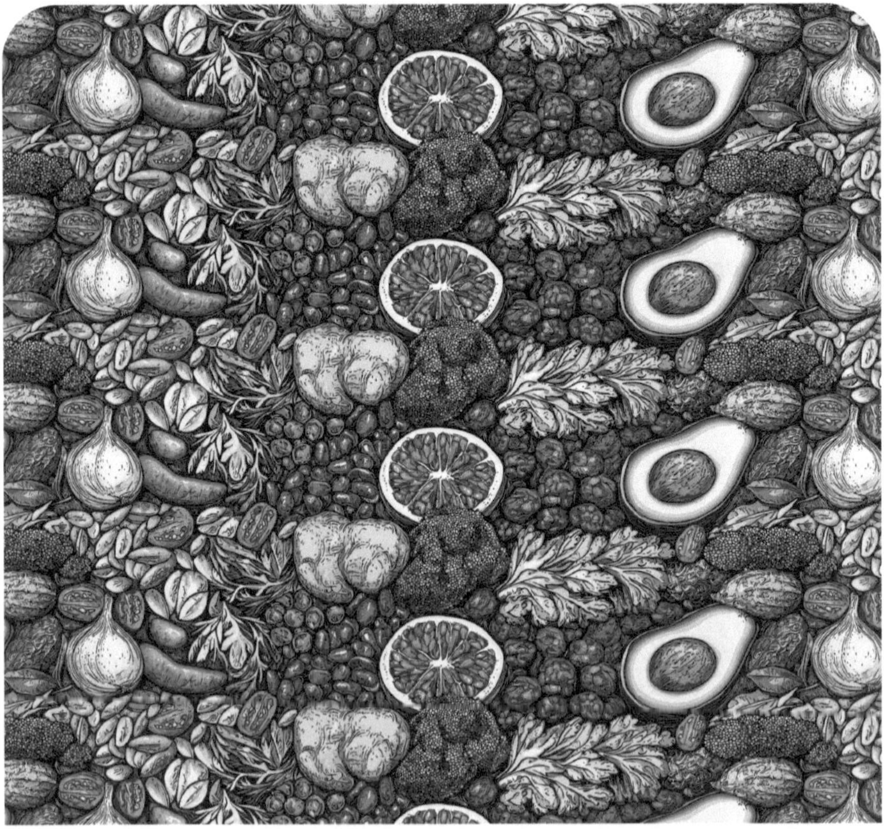

5. 1 Preparazione dei pasti

La preparazione dei pasti aiuta a implementare la nutrizione nella vita quotidiana per chi soffre di malattie infiammatorie croniche intestinali (CED). Una pianificazione ben ponderata evita lo stress e facilita la gestione delle esigenze variabili durante le diverse fasi della malattia. Supporta la scelta di alimenti appropriati e il rispetto delle porzioni. Allo stesso tempo, fa risparmiare tempo e crea spazi per altre attività importanti. Un approccio strutturato all'acquisto, alla preparazione e alla conservazione degli alimenti contribuisce in modo decisivo all'attuazione di un piano nutrizionale individuale. Sfide come la mancanza di tempo, l'energia limitata o le intolleranze possono essere affrontate attraverso una pianificazione oculata. Scoprite strategie pratiche e consigli che vi aiuteranno a organizzare i vostri pasti in modo da promuovere la vostra salute e il vostro benessere.

Una pianificazione dei pasti flessibile, che integra il decorso della malattia, le esigenze individuali e la vita quotidiana, riduce lo stress e promuove la compliance dietetica a lungo termine nelle CED.

Organizzare le scorte

Una gestione ordinata delle scorte facilita l'attuazione di un piano alimentare per le malattie infiammatorie croniche intestinali (CED). L'organizzazione delle scorte dovrebbe essere strettamente allineata con le esigenze individuali e l'andamento attuale della malattia [s90]. Durante una riacutizzazione, è importante consumare alimenti facilmente digeribili, mentre in remission si può focalizzarsi su una dieta ricca di fibre [s90]. Una gestione delle scorte basata su alimenti freschi e antinfiammatori supporta una dieta equilibrata [s90]. In particolare, gli alimenti vegetali con fibre solubili promuovono la salute intestinale [s90]. La conoscenza delle fonti alimentari di nutrienti critici aiuta a prevenire carenze [s91]. Ad esempio, il fabbisogno di vitamina D può essere soddisfatto attraverso prodotti lattiero-caseari a basso contenuto di grassi, mentre il latte intero, sebbene ricco di vitamina D, contiene anche molti grassi saturi, e le varianti senza grassi sono povere di vitamine liposolubili [s92]. La preparazione di alimenti freschi può essere facilitata da attrezzature da cucina, il che è particolarmente utile durante le fasi acute con assunzione alimentare limitata [s90]. Anche le preferenze dei membri della famiglia dovrebbero essere considerate per garantire l'accettazione e quindi l'assunzione di nutrienti [s91]. La preparazione domestica dei pasti può portare a un'assunzione di energia e proteine più elevata rispetto ai cibi pronti o ai pasti consumati al ristorante [s91]. Nella scelta di frutta e verdura, si dovrebbero preferire varietà facilmente digeribili, sbucciate e cotte [s92]. I prodotti integrali sono raccomandabili solo se ben tollerati, mentre noci e semi dovrebbero essere idealmente macinati [s92]. I legumi sono spesso difficili da digerire, ma alcune varietà sono meglio tollerate [s92]. Le uova dovrebbero essere sode o in camicia piuttosto che strapazzate o fritte [s92]. La motivazione e l'impegno dei pazienti influenzano la compliance dietetica e quindi l'assunzione di nutrienti [s91]. La collaborazione con un dietista supporta l'attuazione pratica e garantisce l'apporto di nutrienti [s91].

Utile sapere

Antinfiammatorio

Alimenti o nutrienti che possono ridurre le infiammazioni nel corpo. In caso di CED, gli alimenti antinfiammatori possono contribuire ad alleviare le riacutizzazioni e supportare la salute intestinale. Esempi includono gli acidi grassi omega-3, lo zenzero o la curcuma.

Grassi saturi

Grassi che si trovano principalmente nei prodotti animali. Un alto consumo di grassi saturi può favorire le infiammazioni e dovrebbe quindi essere ridotto in caso di CED. Gli acidi grassi insaturi, ad esempio, presenti nell'olio d'oliva o nel pesce, hanno invece un effetto antinfiammatorio.

Fibre

Componenti alimentari non digeribili che possono promuovere la salute intestinale. Le fibre solubili, ad esempio, presenti nei fiocchi d'avena, formano una sostanza gelatinosa nell'intestino che regola la digestione. Le fibre insolubili, ad esempio, nei prodotti integrali, aumentano il volume delle feci. In caso di CED, l'assunzione di fibre dovrebbe essere adattata individualmente, poiché alcune fibre possono aggravare i sintomi durante una riacutizzazione.

Durata di conservazione degli alimenti

Durata in frigorifero

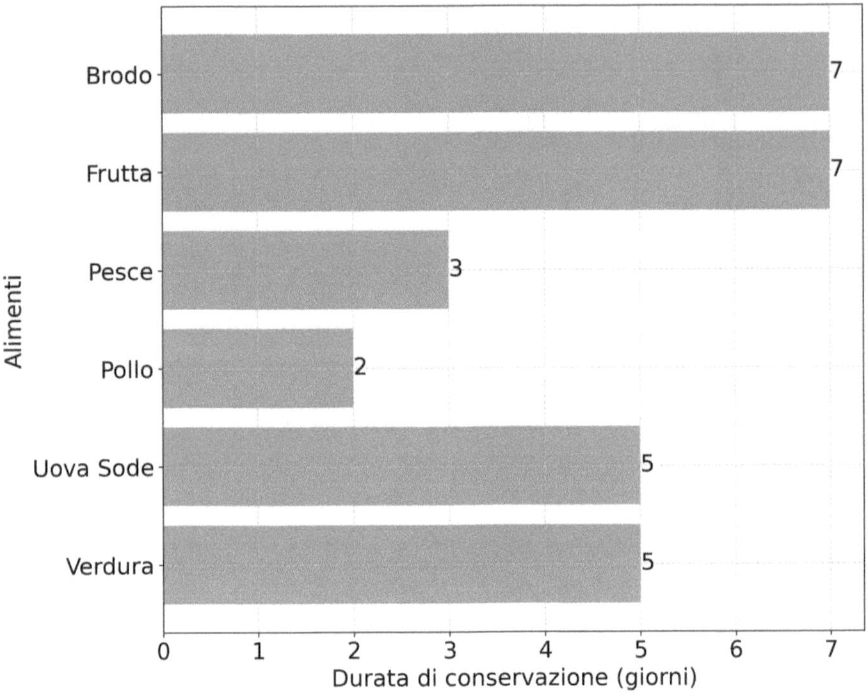

BRO: Brodo

FRU: Frutta

PES: Pesce Cotto

POL: Pollo Cotto

UOV: Uova Sode

VER: Verdura

Il pollame e il pesce cotti hanno la durata di conservazione più breve, mentre il brodo fatto in casa e le uova sode possono essere conservati in frigorifero più a lungo. La verdura e la frutta offrono una buona durata di conservazione, il che facilita la pianificazione dei pasti.

Adattare le dimensioni delle porzioni

L'adattamento delle dimensioni delle porzioni gioca un ruolo cruciale nella gestione delle malattie infiammatorie croniche intestinali. Per soddisfare il fabbisogno energetico individuale e allo stesso tempo alleggerire la digestione, è consigliabile suddividere i pasti giornalieri in tre o cinque porzioni più piccole [s93]. Questa strategia può aiutare a minimizzare i disturbi gastrointestinali e ottimizzare l'assorbimento dei nutrienti. Una tale suddivisione può ad esempio essere: colazione, spuntino mattutino, pranzo, spuntino pomeridiano e cena. Invece di consumare tre pasti abbondanti, potenzialmente difficili da digerire, si distribuisce la quantità di cibo su più porzioni più piccole durante la giornata. Questo può alleggerire gli organi digestivi e fornire energia in modo più uniforme. In ciascuno di questi pasti più piccoli è importante prestare attenzione a una composizione equilibrata. Verdure, frutta e cereali integrali dovrebbero essere combinati per limitare naturalmente la dimensione delle porzioni e garantire una vasta gamma di nutrienti [s93]. Ad esempio, una porzione di pane integrale combinata con una porzione di frutta e verdura fornisce importanti fibre, vitamine e minerali, senza sovraccaricare il tratto digestivo. Il controllo consapevole della dimensione delle porzioni – sia a casa che al ristorante – consente una migliore corrispondenza dell'assunzione di cibo con il fabbisogno individuale e l'andamento attuale della malattia. L'incertezza sulle

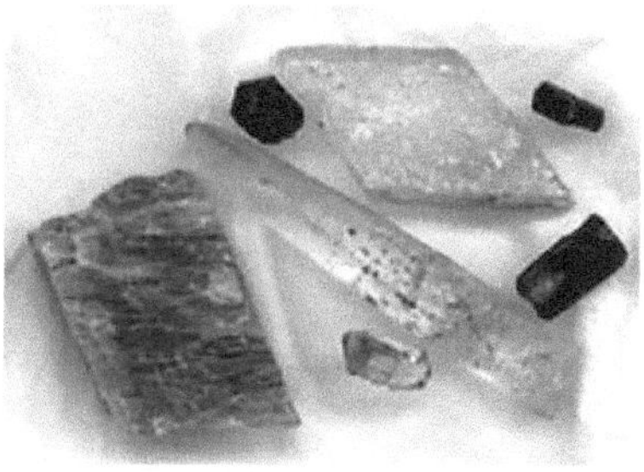

Minerali [i56]

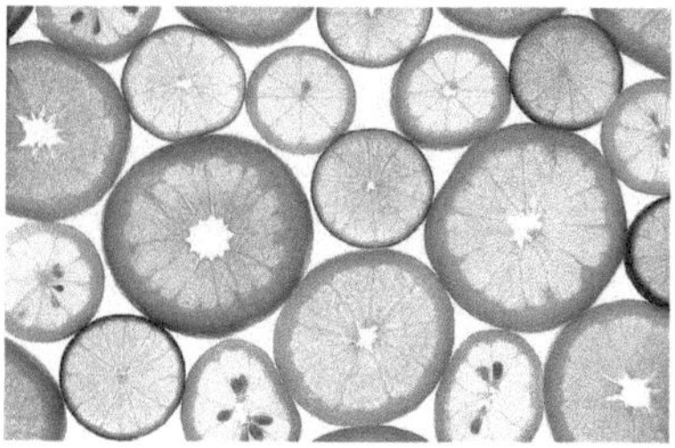

Frutta [i57]

dimensioni delle porzioni al ristorante può rendere difficile la scelta dei pasti e causare stress [s94]. Pertanto, portare cibo da casa può essere un'alternativa sensata per mantenere il controllo sulla quantità e sulla composizione del pasto [s94].

Utile sapere

Gastrointestinale

Si riferisce a stomaco e intestino. Nelle malattie infiammatorie croniche intestinali, questi organi sono particolarmente sensibili, quindi una dieta adeguata è importante.

Tratto digestivo

L'intero percorso del cibo attraverso il corpo, dall'assunzione all'espulsione. Nelle CED, il tratto digestivo è spesso infiammato, il che può portare a vari disturbi.

Distribuzione Ideale delle Porzioni di un Pasto per l'IBD

Porzioni raccomandate per la gestione dell'IBD.

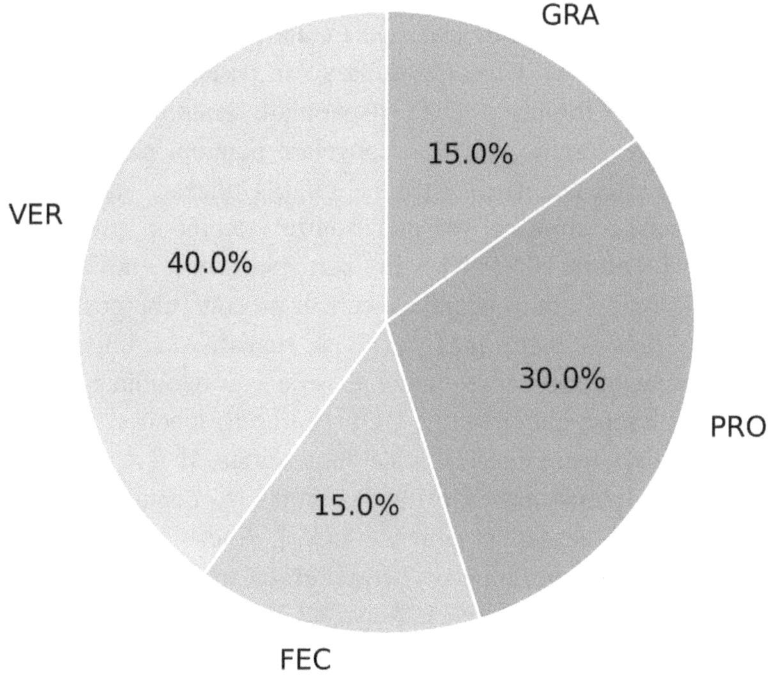

FEC: Alimenti Amidacei

GRA: Grassi Sani

PRO: Proteine Magre

VER: Verdure Non Amidacee

Questo grafico visualizza le dimensioni delle porzioni suggerite per un piano alimentare equilibrato adatto a individui con malattia infiammatoria intestinale (IBD). Una porzione maggiore di verdure non amidacee sottolinea la loro importanza nel fornire nutrienti essenziali riducendo al minimo lo stress digestivo. Le proteine magre contribuiscono al mantenimento della massa muscolare e alla riparazione, mentre le porzioni più piccole di alimenti amidacei e grassi sani aiutano a gestire l'apporto energetico e i potenziali fattori scatenanti dell'infiammazione. Questa distribuzione supporta la salute dell'intestino e il benessere generale per le persone con IBD.

Ottimizzare la gestione del tempo

Una gestione del tempo efficiente supporta l'implementazione di un piano alimentare per ced. Una pianificazione accurata della preparazione dei pasti riduce l'impegno quotidiano. Un piano settimanale può aiutare a coordinare acquisti e tempi di cottura [#5A]. Una lista della spesa basata sul piano dei pasti previene acquisti impulsivi e fa risparmiare tempo al supermercato [#5C]. Preparare grandi quantità e congelare porzioni per diversi giorni riduce lo stress da cucina quotidiano [#5D]. Utilizzare elettrodomestici come vaporiera o slow cooker può ridurre i tempi di preparazione e preservare i nutrienti [#5I]. È particolarmente utile preparare componenti come verdure tagliate o cereali precotti, che possono essere utilizzati in diversi piatti [#5J]. Attività ricreative o impegni sociali possono essere più facilmente integrati nella vita quotidiana quando gli orari dei pasti sono già stabiliti [#5Q]. In questo modo si creano spazi per altre attività, senza trascurare l'alimentazione. Il tempo guadagnato può essere utilizzato per movimento, relax o contatti sociali, che contribuiscono al benessere generale [#5V]. Anche la riduzione dello stress attraverso una gestione del tempo efficiente può avere un effetto positivo sul decorso della malattia [#5W]. La pianificazione dei pasti dovrebbe essere flessibile per tenere conto delle variazioni nella routine quotidiana o delle esigenze individuali [#5Y]. Chi viene invitato all'ultimo minuto, ad esempio, può portare un pasto già preparato o spostare l'orario del pasto.

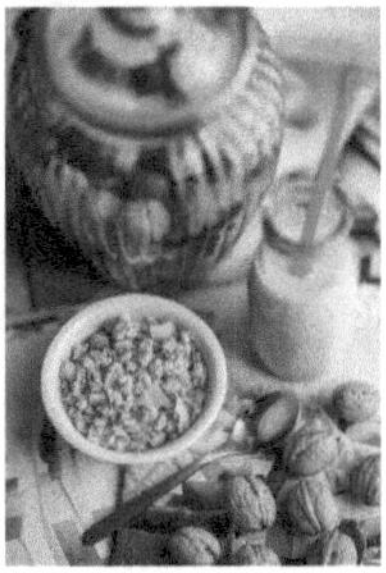

Pasto [i58]

Tempo di preparazione vs. complessità per la gestione della IBD

Relazione tra il tempo di preparazione dei pasti e la complessità per le diete adatte alla IBD.

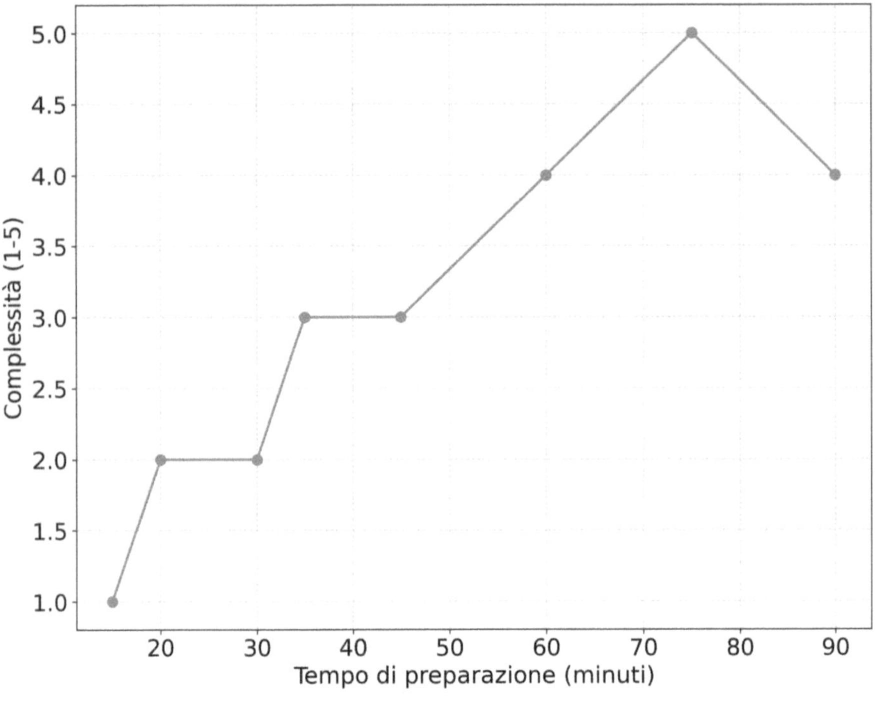

Questo grafico dimostra che i pasti più semplici richiedono generalmente meno tempo di preparazione. Mentre alcuni pasti complessi possono essere preparati in modo efficiente, investire più tempo generalmente consente pasti più elaborati e potenzialmente più ricchi di nutrienti adatti alla gestione della IBD. Trovare un equilibrio tra impegno di tempo e complessità è fondamentale per un'alimentazione sana e sostenibile.

Consigli concreti

- Imposta un 'kit per i pasti': Prepara diversi componenti come cereali cotti, verdure sbollentate e fonti di proteine che puoi combinare in modo flessibile per pasti variati.
- Sfrutta la 'Domenica di preparazione dei pasti': Riserva un giorno fisso alla settimana in cui cucinare grandi quantità e congelarle o conservarle in porzioni in frigorifero.
- Trasforma gli avanzi in nuovi piatti: Integra le verdure avanzate dalla cena in un'omelette per colazione o utilizza la carne cotta per un'insalata.
- Scambia idee sulla preparazione dei pasti con amici o familiari e cucinate insieme per risparmiare tempo e sforzi e motivarvi a vicenda.
- Organizza il tuo frigorifero e le tue dispense secondo il principio della preparazione dei pasti: Posiziona i componenti preparati in modo ben visibile e a portata di mano.
- Acquista contenitori adatti per conservare i tuoi pasti precotti: Fai attenzione alla giusta dimensione e al materiale per garantire la durata e il sapore.
- Crea una 'lista veloce e semplice' con ricette che puoi preparare in meno di 30 minuti, per i giorni in cui hai poco tempo.
- Appendi il tuo piano settimanale in un luogo ben visibile in cucina, per ricordarti della tua pianificazione dei pasti e mantenere la visione d'insieme.
- Integra la preparazione dei pasti nella vita quotidiana della tua famiglia: Coinvolgi la tua famiglia nella pianificazione e nella preparazione.
- Sfrutta il tempo di attesa durante la cottura per altre attività: Mentre le verdure cuociono a vapore, ad esempio, puoi riordinare la cucina o preparare i tuoi vestiti.

5. 2 Pasti fuori casa

La ristorazione fuori casa per le malattie infiammatorie croniche intestinali (CED) presenta sfide particolari. Che si tratti di un ristorante, del posto di lavoro o durante i viaggi: la spontaneità è spesso sostituita dalla necessità di una pianificazione accurata. La scelta di cibi appropriati e la considerazione delle esigenze individuali sono fondamentali per evitare disagi e poter godere appieno della vita sociale. Questa guida offre strategie pratiche per gestire con successo la vita quotidiana nonostante la CED. Scoprite come pianificare e attuare al meglio la vostra alimentazione fuori casa.

Il controllo sugli ingredienti e sulla preparazione dei cibi riduce le incertezze e previene i reclami.

Pianificare le visite al ristorante

Le visite al ristorante con una malattia infiammatoria intestinale cronica (ced) richiedono pianificazione per poter godere della serata senza preoccupazioni. È fondamentale identificare in anticipo ristoranti adatti. Una ricerca online dei menu o una telefonata al ristorante possono chiarire se vengono offerti piatti che soddisfano le esigenze individuali [s95]. In questo modo si può garantire che siano disponibili opzioni senza glutine o altre esigenze dietetiche speciali. Questa preparazione riduce l'incertezza sul posto e aiuta a evitare potenziali riacutizzazioni della malattia a causa di cibi non tollerati [s96]. Un altro aspetto importante è la considerazione della disponibilità dei bagni. Prima di uscire di casa, è consigliabile utilizzare il bagno [s97]. Inoltre, può essere utile individuare bagni pubblici nelle vicinanze del ristorante. Se si verifica un riacutizzazione, si è preparati e ci si sente più sicuri. Per essere pronti a qualsiasi evenienza, è consigliabile portare una borsa con articoli per la pulizia e vestiti di ricambio [s97]. Biancheria intima usa e getta e deodoranti per feci possono offrire ulteriore comfort e discrezione [s97]. Pianificare la visita al ristorante consente di godere delle interazioni sociali senza doversi preoccupare delle restrizioni dietetiche. Ad esempio, si può prendere in carico il viaggio verso il ristorante per poter reagire rapidamente in caso di emergenza [s96].

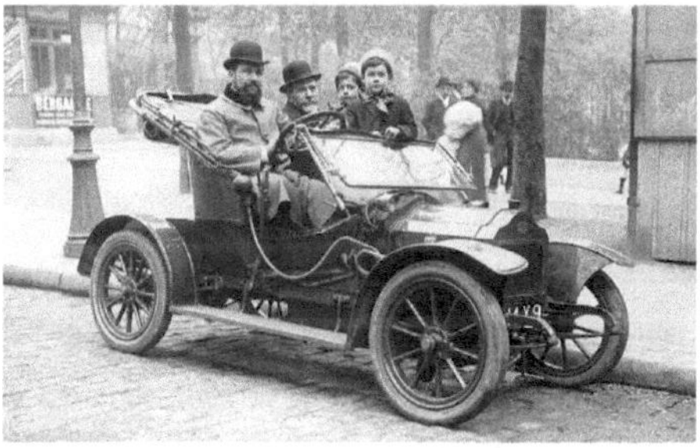

Auto [i59]

Idoneità del ristorante per IBD

Idoneità dei tipi di ristorante per i pazienti con IBD.

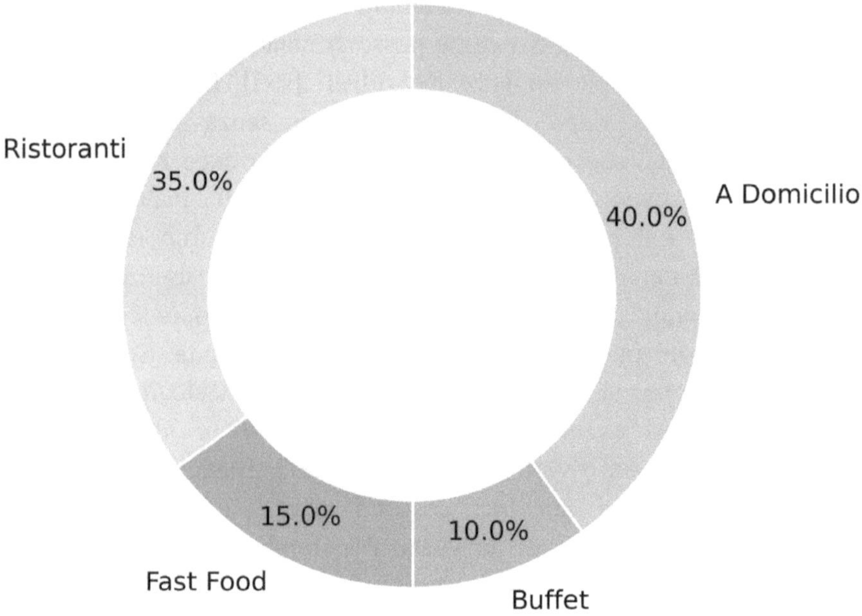

ADO: A Domicilio	BUF: Buffet
FAS: Fast Food	RIS: Ristoranti

I fast food sono generalmente meno adatti a causa dell'alto contenuto di grassi e cibi trasformati, che possono scatenare i sintomi dell'IBD. I ristoranti con servizio al tavolo offrono un maggiore controllo sugli ingredienti e sui metodi di preparazione, rendendoli un'opzione potenzialmente migliore. I pasti preparati in casa forniscono il massimo controllo e sono generalmente la scelta più sicura per la gestione dell'IBD, sebbene meno comodi quando si mangia fuori. I buffet, pur offrendo varietà, comportano un rischio maggiore a causa della potenziale contaminazione incrociata e della difficoltà nel valutare la freschezza degli ingredienti.

Pranzo sul posto di lavoro

Il pranzo sul posto di lavoro presenta sfide specifiche per coloro che soffrono di una malattia infiammatoria intestinale cronica (CED). Una pianificazione anticipata dei pasti contribuisce notevolmente al benessere e minimizza potenziali disagi. Portare cibi preparati in casa offre il massimo controllo sugli ingredienti e sul metodo di preparazione. In questo modo, è possibile evitare cibi problematici e garantire la tollerabilità del pasto. Un lunch box con vari componenti – come pollo cotto, riso e verdure al vapore – consente un'alimentazione equilibrata e digeribile. Chi ricorre a prodotti pronti dovrebbe esaminare attentamente l'elenco degli ingredienti ed evitare prodotti con sostanze non tollerate. In particolare, additivi, conservanti e alimenti altamente lavorati possono causare disturbi. Inoltre, nella vita d'ufficio, è importante verificare la disponibilità di un microonde o di un frigorifero adeguati. In questo modo, il pasto portato da casa rimane fresco e può essere riscaldato se necessario. Un'altra opzione è scegliere un ristorante o un servizio di consegna nelle vicinanze. In questo caso, è consigliabile fare una ricerca preliminare sui piatti adatti nel menu. Una telefonata al ristorante può fornire ulteriori chiarimenti sugli ingredienti e sui metodi di preparazione. In questo modo, è possibile tenere conto delle intolleranze, come il glutine o il lattosio. Nella scelta del cibo, è importante prestare attenzione a piatti facilmente digeribili. Grassi, cibi fortemente speziati o che causano gonfiore possono intensificare i sintomi. Anche la dimensione delle porzioni gioca un ruolo: pasti più piccoli, distribuiti durante la giornata, possono essere tollerati meglio rispetto a un pasto abbondante e pesante. Indipendentemente dalla scelta del pranzo, è consigliabile assumere una quantità adeguata di liquidi. Acqua o tè non zuccherato supportano la digestione e prevengono la disidratazione. Inoltre, yogurt o bevande probiotiche – a seconda della tolleranza individuale – possono influenzare positivamente la flora intestinale. L'organizzazione del pranzo sul posto di lavoro richiede un certo grado di pianificazione, ma consente ai soggetti interessati di gestire attivamente la propria alimentazione e così minimizzare i disagi. Una pausa pranzo ben preparata contribuisce a una giornata lavorativa rilassata e produttiva.

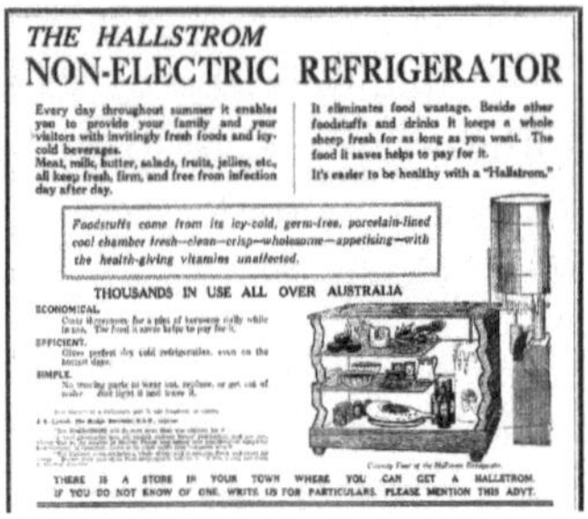

Frigorifero [i60]

Utile sapere

Malattie infiammatorie intestinali croniche

Le malattie infiammatorie intestinali croniche (CED) come il morbo di Crohn e la colite ulcerosa sono caratterizzate da infiammazioni ricorrenti nel tratto digestivo, che possono portare a sintomi come dolori addominali, diarrea e affaticamento. Una corretta alimentazione gioca un ruolo importante nella gestione di queste malattie.

Probiotici

Microorganismi vivi che, se consumati in quantità sufficienti, possono avere effetti positivi sulla salute intestinale. Sono presenti in alcuni yogurt e in altri alimenti fermentati.

Opzioni Pranzo e Idoneità per IBD

Confronto delle opzioni pranzo per individui con IBD in base a controllo, convenienza e potenziali alimenti scatenanti.

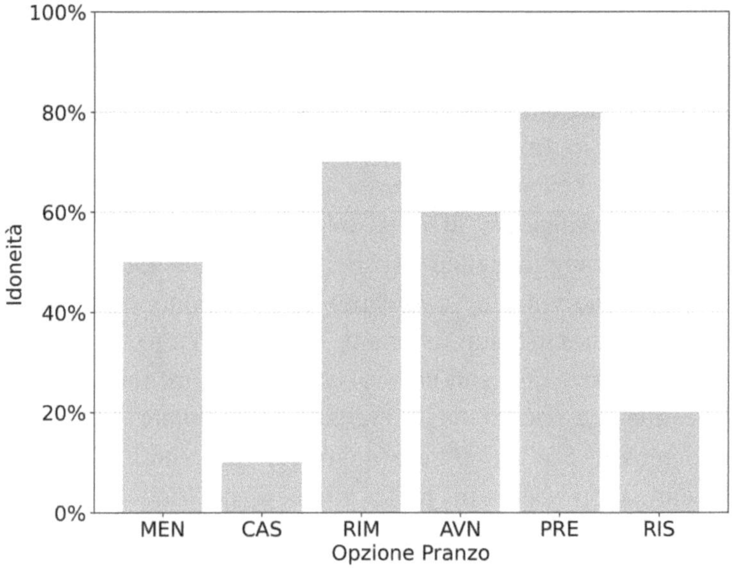

AVN: Avanzi

MEN: Mensa

RIM: Ristorante in casa

CAS: Cibo Veloce

PRE: Pasto Preconfezionato

RIS: Ristorante

I pasti preconfezionati offrono il massimo grado di controllo, rendendoli una buona opzione per la gestione dei sintomi di IBD. I pasti al ristorante comportano il rischio maggiore a causa di potenziali ingredienti nascosti e contaminazione incrociata. Mentre i pasti preparati in casa offrono un buon controllo, potrebbero non essere sempre convenienti. Portare gli avanzi offre un equilibrio tra controllo e convenienza. L'opzione mensa rappresenta un controllo e una convenienza moderati, mentre il fast food generalmente presenta maggiori difficoltà per la gestione dell'IBD.

Cibo da viaggio

Il cibo da viaggio per ced richiede una pianificazione e preparazione accurata per poter godere della vacanza in modo rilassato. In particolare, l'incertezza sulla disponibilità di alimenti adeguati e condizioni igieniche può causare stress [s98]. Pertanto, è consigliabile portare con sé alimenti probiotici, che hanno dimostrato di promuovere la salute intestinale e prevenire possibili disturbi [s98]. In caso di viaggi aerei, informate in anticipo la compagnia aerea delle vostre esigenze dietetiche per ricevere un pasto adeguato a bordo. Per viaggi in auto o in treno più lunghi, è consigliabile portare una borsa frigo con cibi e bevande facilmente digeribili e preparati in casa. In questo modo, mantenete il controllo sugli ingredienti ed evitate potenziali unvertraeglichkeiten. Anche snack come noci, frutta (in base alla tolleranza individuale) o gallette di riso sono compagni pratici. Informatevi in anticipo sui ristoranti lungo il vostro percorso o nella località di vacanza che soddisfano esigenze alimentari speciali. Fate attenzione alla freschezza degli ingredienti e evitate piatti fortemente speziati o grassi, che potrebbero aggravare i sintomi. Tenete presente che alimenti sconosciuti in paesi stranieri possono causare reazioni inaspettate [s99]. Pertanto, iniziate con cibi familiari e ampliate lentamente la vostra scelta. Se avete dubbi sull'igiene, preferite alimenti confezionati o scegliete ristoranti con cucine a vista. I costi finanziari derivanti dalle visite ai ristoranti possono essere ridotti attraverso l'autosufficienza, ad esempio prenotando un appartamento per le vacanze con cucina [s98] [s99]. In questo modo, potete preparare i vostri pasti abituali e risparmiare. Comunicate apertamente le vostre esigenze ai vostri compagni di viaggio per ricevere comprensione e supporto [s99]. Se, nonostante tutta la pianificazione, doveste avere disturbi, non esitate a chiedere assistenza medica. Una buona pianificazione del cibo da viaggio contribuisce in modo significativo a godere della vacanza senza preoccupazioni, nonostante il CED.

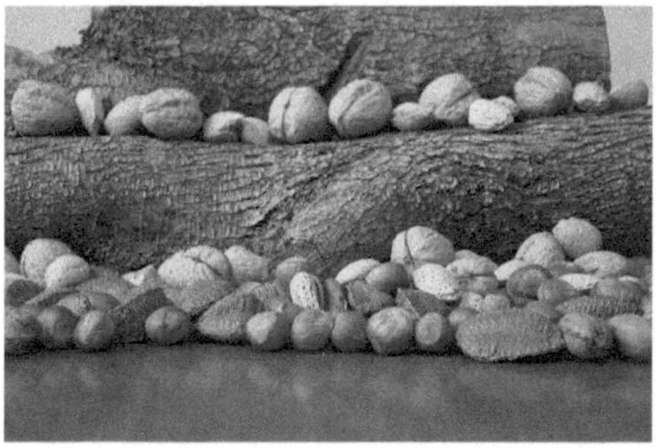

Noci [i61]

Idoneità Alimentare per Viaggiare con IBD

Idoneità, durata di conservazione e portabilità degli alimenti da viaggio per le persone con IBD.

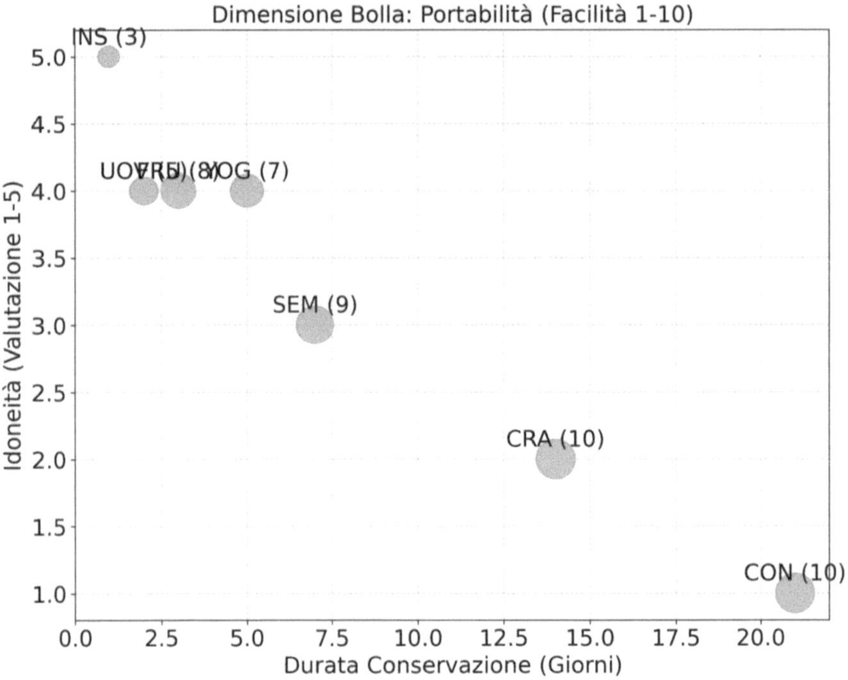

Blasengröße: Portabilità (Facilità (1-10))

CON: Cibi in scatola/preconfezionati
CRA: Cracker
FRU: Frutta Fresca (preparata)
INS: Insalata
SEM: Semi/Noci
UOV: Uova Sode
YOG: Yogurt (a lunga conservazione)

Gli alimenti con una maggiore durata di conservazione tendono ad essere più portatili, ma non necessariamente più adatti. Gli alimenti altamente idonei spesso richiedono una pianificazione e una preparazione più attente per mantenerne la freschezza e la sicurezza. Ciò evidenzia il compromesso tra convenienza ed esigenze dietetiche quando si viaggia con IBD.

Consigli concreti

- Porta con te una piccola borsa frigo con snack e bevande compatibili per evitare decisioni alimentari impulsive.
- Fissa con gli amici appuntamenti nei ristoranti per avere abbastanza tempo per scegliere un locale adatto.
- Chiedi al cameriere di preparare il tuo piatto senza determinati ingredienti e informati sull'origine degli alimenti.
- Organizza picnic con amici e familiari, in cui ognuno porta un piatto compatibile.
- Partecipa a festival gastronomici che si occupano di esigenze alimentari specifiche e prova nuovi alimenti compatibili.
- Sii creativo: sviluppa le tue varianti di piatti compatibili e condividi le tue ricette con altri interessati.
- Fai una scorta di alimenti compatibili per essere pronto a situazioni impreviste o inviti spontanei.
- Integra gradualmente nuove abitudini alimentari nella tua routine quotidiana, per non sovraccaricare la tua routine e ottenere successi a lungo termine.
- Goditi il cibo e concentrati sull'aspetto positivo dell'assunzione di cibo, piuttosto che focalizzarti sulle restrizioni.

5. 3 Aspetti sociali

I contatti sociali e i pasti condivisi sono importanti, ma spesso rappresentano una sfida per le persone con CED. Orari irregolari dei pasti, cibi insoliti e la paura di avere disturbi possono offuscare la gioia delle feste e della convivialità. La gestione di queste situazioni influisce in modo significativo sul benessere. Questo capitolo offre approcci pratici per godere delle attività sociali senza preoccupazioni nonostante la CED e per vivere nuovamente i pasti condivisi come un'esperienza positiva.

La comunicazione aperta sulla malattia e sui bisogni ad essa associati nell'ambiente sociale consente di godere degli aspetti positivi dei pasti condivisi e dei contatti sociali nonostante la CED, tenendo al contempo in considerazione le esigenze individuali.

Feste e celebrazioni

Feste e celebrazioni rappresentano spesso una situazione particolare per le persone con malattie infiammatorie croniche intestinali (CED). Le abitudini alimentari associate e il ritmo quotidiano spesso irregolare possono scatenare riacutizzazioni o intensificare i disturbi. Pertanto, una buona preparazione e pianificazione sono importanti per poter godere di questi eventi. Un approccio aperto alla malattia nel cerchio di amici e familiari può essere utile. In questo modo si possono creare comprensione e supporto, il che influisce positivamente sul proprio benessere. La comunicazione sui bisogni individuali consente agli altri di essere attenti e, se necessario, di offrire supporto. Questo può riguardare, ad esempio, la preparazione di piatti adatti o la disponibilità di un luogo tranquillo per ritirarsi. È consigliabile informarsi in anticipo sui cibi e, se necessario, proporre alternative o portare qualcosa da casa. Piatti leggeri e facilmente digeribili sono spesso una buona scelta, come verdure al vapore, riso o pesce alla griglia. Si dovrebbe anche evitare un consumo eccessivo di alcol e caffeina, poiché queste bevande possono influenzare l'attività intestinale. Soprattutto durante feste più grandi, può essere utile concedersi regolarmente piccole pause per rilassarsi e non sovraccaricare il corpo. L'esperienza dimostra che una buona preparazione e comunicazione possono contribuire a godere delle feste e celebrazioni senza preoccupazioni, nonostante la CED. In questo modo si possono mantenere i contatti sociali e vivere emozioni positive, che possono anche avere un effetto favorevole sull'andamento della malattia. La pandemia ha chiaramente evidenziato quanto sia importante l'interazione sociale per il benessere, in particolare per le persone con malattie croniche. Pertanto, si dovrebbe cogliere l'opportunità di partecipare a feste e scambiare idee con amici e familiari.

Utile sapere

Benessere

Il benessere può essere influenzato positivamente dal supporto di amici e familiari, il che è particolarmente importante per le persone con malattie infiammatorie croniche intestinali. Un ambiente sociale stabile può aiutare a gestire meglio le sfide della malattia e migliorare la qualità della vita.

Comunicazione

Una comunicazione aperta sulla malattia con l'ambiente sociale può portare a maggiore comprensione e supporto. Questo può aiutare le persone colpite a ridurre ansie e insicurezze e a sentirsi più a loro agio in situazioni sociali. Una comunicazione chiara sui propri bisogni consente agli altri di reagire in modo adeguato e di offrire supporto.

Scelte Alimentari Tollerabili alle Feste con IBD

Opzioni alimentari comuni adatte a persone con IBD alle feste.

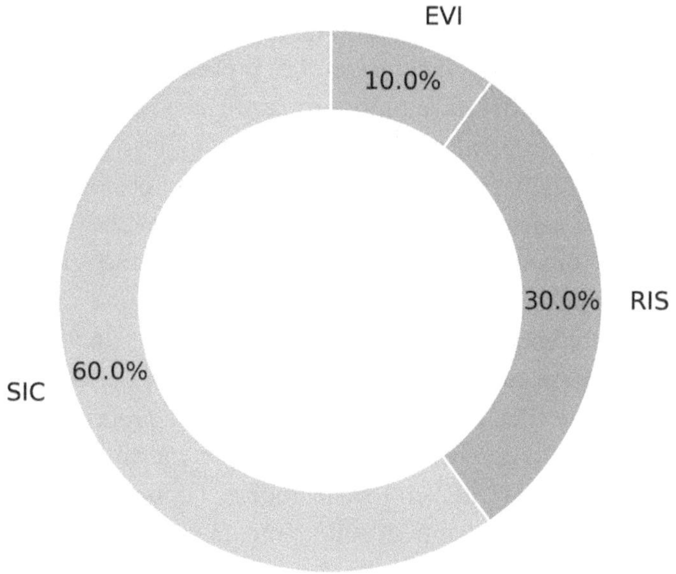

- EVI: Da Evitare (Cibi fritti, piatti piccanti, salse cremose, verdure crude)
- RIS: Opzioni Rischiose (Insalate con condimenti semplici, patate al forno, frutta senza buccia)
- SIC: Opzioni Sicure (Carni grigliate, riso in bianco, verdure al vapore)

I dati evidenziano che le 'Opzioni Sicure' costituiscono una parte significativa delle scelte alimentari adatte. Ciò sottolinea l'importanza di pianificare e selezionare cibi appropriati alle feste per gestire i sintomi dell'IBD. Mentre alcune 'Opzioni Rischiose' possono essere gustate con moderazione o con modifiche, è fondamentale essere consapevoli delle dimensioni delle porzioni e delle tolleranze individuali. Le opzioni 'Da Evitare' rappresentano alimenti che sono generalmente problematici per le persone con IBD e dovrebbero essere ampiamente evitati per ridurre al minimo il rischio di riacutizzazioni.

Nutrizione in comunità

Mangiare insieme, sia in famiglia che con amici, è una parte importante dell'interazione sociale. Per le persone con CED, tuttavia, la nutrizione in compagnia può comportare incertezze. Le preoccupazioni spaziano dalla paura di cibi non tollerati a timori riguardo a possibili riacutizzazioni. Una comunicazione aperta sulla malattia e sui bisogni nutrizionali ad essa associati può aiutare a creare comprensione e supporto nell'ambiente sociale. Invece di nascondere la malattia, una conversazione proattiva con familiari e amici può portare a pasti condivisi più rilassati e piacevoli. Ad esempio, prima di una visita al ristorante, si potrebbe discutere insieme il menu o, durante una cucina condivisa, proporre ricette adatte per CED. Questa partecipazione attiva alla pianificazione dei pasti non solo rafforza il proprio benessere, ma promuove anche comprensione e accettazione tra amici e familiari. La preparazione condivisa dei cibi offre inoltre l'opportunità di mantenere il controllo sugli ingredienti e sulla preparazione, tenendo così conto delle esigenze individuali. Studi dimostrano che un coinvolgimento attivo nella nutrizione e una scelta consapevole degli alimenti sono positivamente correlati con il benessere emotivo. Ciò sottolinea l'importanza di considerare la nutrizione non solo come un'assunzione necessaria di nutrienti, ma anche come una parte integrante dell'interazione sociale e del benessere personale. Un approccio attento ai propri bisogni e l'integrazione di questi nel contesto sociale possono contribuire a far sì che mangiare insieme venga percepito nuovamente come un'esperienza positiva e arricchente. Non si tratta di rinunciare alla comunità, ma piuttosto di sviluppare strategie per armonizzare le proprie esigenze con gli aspetti sociali del mangiare. Questo consente di sfruttare gli effetti positivi dell'interazione sociale e, allo stesso tempo, di affrontare le sfide di una CED nella vita quotidiana. Così, i pasti condivisi possono tornare a essere un'esperienza spensierata e piacevole, che migliora in modo duraturo la qualità della vita.

Accettazione sociale di diverse diete

Livelli di accettazione in contesti sociali

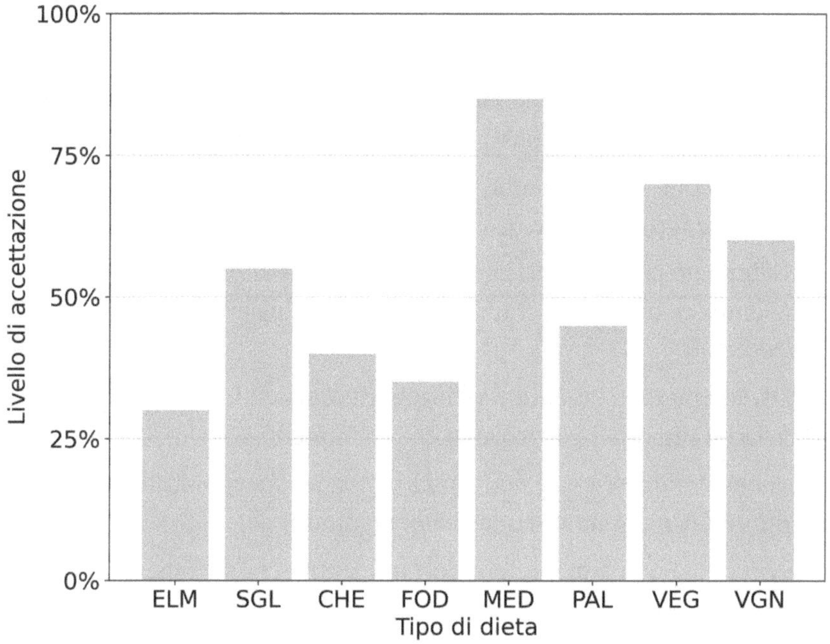

CHE: Chetogenica

ELM: Eliminazione

FOD: A basso contenuto di FODMAP

MED: Mediterranea

PAL: Paleo

SGL: Senza glutine

VEG: Vegetariana

VGN: Vegana

Questo grafico evidenzia i diversi livelli di accettazione sociale per diversi approcci dietetici. Le diete altamente restrittive, come la dieta di eliminazione, tendono ad essere meno accettate rispetto ad approcci più flessibili come la dieta mediterranea. Ciò suggerisce l'importanza di considerare le implicazioni sociali quando si adotta una nuova dieta, specialmente per coloro che gestiscono condizioni come l'IBD, dove i cambiamenti dietetici sono spesso necessari. Una maggiore comprensione e consapevolezza delle diverse esigenze dietetiche può contribuire ad ambienti sociali più inclusivi.

Consigli concreti

- Organizzate serate di cucina con amici e sperimentate nuove ricette adatte a tutti.
- Partecipate insieme a corsi di cucina che affrontano esigenze alimentari specifiche e ampliate così i vostri orizzonti culinari.
- Create un gruppo di cucina con altre persone affette e scambiate ricette, esperienze e consigli per la vita quotidiana.
- Organizzate serate a tema, in cui ogni piatto è adattato alle vostre esigenze individuali, e invitate amici.
- Sviluppate con gli amici nuovi rituali legati al cibo, che vadano oltre il semplice consumo, come apparecchiare insieme o preparare dessert.
- Visitate mercati contadini o negozi di prodotti locali e scoprite prodotti regionali e stagionali che tollerate bene.
- Andate a fare la spesa con amici in negozi specializzati in intolleranze alimentari e lasciatevi ispirare.
- Sviluppate con amici e familiari un personale "sistema di valutazione dei ristoranti" per locali adatti a CED.
- Organizzate picnic in luoghi con servizi igienici nelle vicinanze, per potervi ritirare in caso di necessità.
- Parlate apertamente delle vostre esigenze nei ristoranti e non esitate a chiedere alternative.
- Stabilite orari fissi per i pasti con amici o familiari, per portare regolarità nella vostra vita quotidiana.
- Celebrate i successi nell'integrazione della vostra alimentazione nel contesto sociale con attività comuni che non riguardano il cibo.

Revisione - 5. Gestione pratica della vita quotidiana

Una malattia infiammatoria intestinale cronica (CED) influisce su molti aspetti della vita, in particolare sull'alimentazione. L'organizzazione pratica della vita quotidiana gioca un ruolo decisivo per il tuo benessere e per un approccio efficace alla malattia. Si tratta di sviluppare strategie che ti aiutino a soddisfare le tue esigenze alimentari individuali nella vita di tutti i giorni, senza dover rinunciare al piacere e alla partecipazione sociale. Ciò richiede un confronto consapevole con la tua malattia e una gestione proattiva del tuo ambiente di vita.

Un aspetto centrale è l'organizzazione della tua dispensa e la pianificazione dei pasti. Orientati verso alimenti freschi e facilmente digeribili, che tengano conto del tuo stato di salute attuale e delle tue preferenze personali. Crea una scorta che ti garantisca un adeguato apporto di nutrienti sia durante le fasi di riacutizzazione che in quelle di remissione. Sperimenta con alimenti antinfiammatori e presta attenzione al giusto equilibrio di fibre. Prepara i pasti in anticipo e congela porzioni per risparmiare tempo e ridurre lo stress da cucina. Utensili da cucina come la vaporiera o la slow cooker possono essere utili, facilitando la preparazione e preservando i nutrienti.

Anche fuori casa puoi gestire attivamente la tua alimentazione. Informati sul menu prima di visitare un ristorante e, se necessario, comunica le tue esigenze al personale. In questo modo riduci l'incertezza e il rischio di consumare cibi non tollerati. Considera anche la disponibilità dei servizi igienici e porta con te una borsa di emergenza. Al lavoro, è consigliabile portare pasti preparati da te. In alternativa, puoi utilizzare ristoranti o servizi di consegna nelle vicinanze che soddisfino le tue esigenze alimentari. Anche qui, presta attenzione a cibi facilmente digeribili e a porzioni adeguate.

In particolare durante feste e celebrazioni o pasti condivisi con familiari e amici, una CED può rappresentare una sfida. Non esitare a parlare apertamente della tua malattia e delle tue esigenze. Una conversazione sincera crea comprensione e consente al tuo ambiente di supportarti. Partecipa attivamente alla pianificazione dei pasti e porta con te eventualmente i tuoi piatti. Concediti delle pause e ascolta il tuo corpo. In questo modo puoi mantenere contatti sociali e vivere emozioni positive senza compromettere la tua salute.

La gestione pratica della vita quotidiana con una CED richiede certo un certo grado di pianificazione e organizzazione, ma allo stesso tempo ti offre l'opportunità di gestire consapevolmente e autonomamente la tua alimentazione. Consideralo come un'opportunità per migliorare attivamente la tua qualità della vita e aumentare il tuo benessere. Con la giusta strategia e un atteggiamento positivo, puoi affrontare le sfide di una CED e goderti una vita appagante.

Offerte aggiuntive gratuite in programma

Siamo lieti di potervi offrire in futuro materiali supplementari gratuiti per questo libro:

- Un capitolo bonus esclusivo con contenuti aggiuntivi
- Un riassunto compatto dell'intero libro in formato PDF
- Una versione radiodrammatica (In Programma)

La pubblicazione di questi materiali è prevista per 2025.
Vi invitiamo a visitare il nostro sito web già da oggi. Non appena il nostro servizio newsletter sarà attivo (previsto per 2025), potrete registrarvi per ricevere aggiornamenti e non perdere alcuna novità sulle offerte aggiuntive gratuite.

www.SaageBooks.com/it/
alimentazione_per_malattie_infiammatorie_croniche_intestinali-bo
nus-BA2T1V2

Cari lettori,

Siamo profondamente onorati che abbiate dedicato del tempo a leggere il nostro libro dall'inizio alla fine. Il nostro più grande desiderio è fornirvi preziose intuizioni e una guida pratica. La vostra fiducia nel nostro lavoro significa molto per noi. Speriamo che la lettura sia stata arricchente per voi. Se avete domande o suggerimenti, non esitate a contattarci attraverso il nostro sito web.

Se avete apprezzato questo libro, gradiremmo molto una recensione onesta. Potete facilmente lasciare la vostra valutazione onesta sulla piattaforma di vendita dove avete acquistato il libro.
Grazie per il vostro supporto!

Bendis Saage

Saage Media GmbH - Squadra

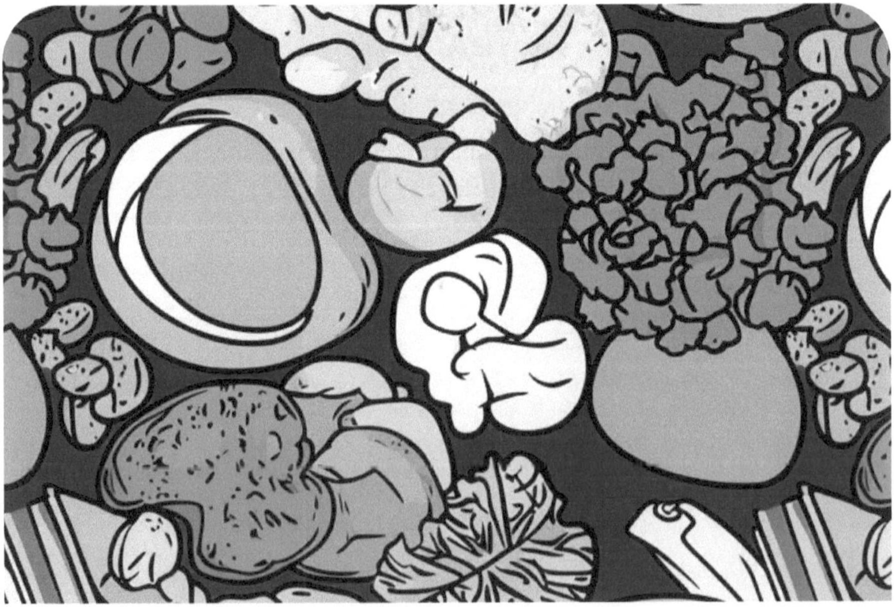

www.SaageBooks.com/it

Scopri di più! Il nostro sito web editoriale ti offre una vasta selezione di libri aggiuntivi. Oltre ai contenuti gratuiti e ai materiali bonus esclusivi, troverai anche informazioni approfondite sulle nostre opere. Sfoglia la nostra vasta offerta digitale e lasciati ispirare da ulteriori esperienze di lettura.

www.SaageBooks.com/it

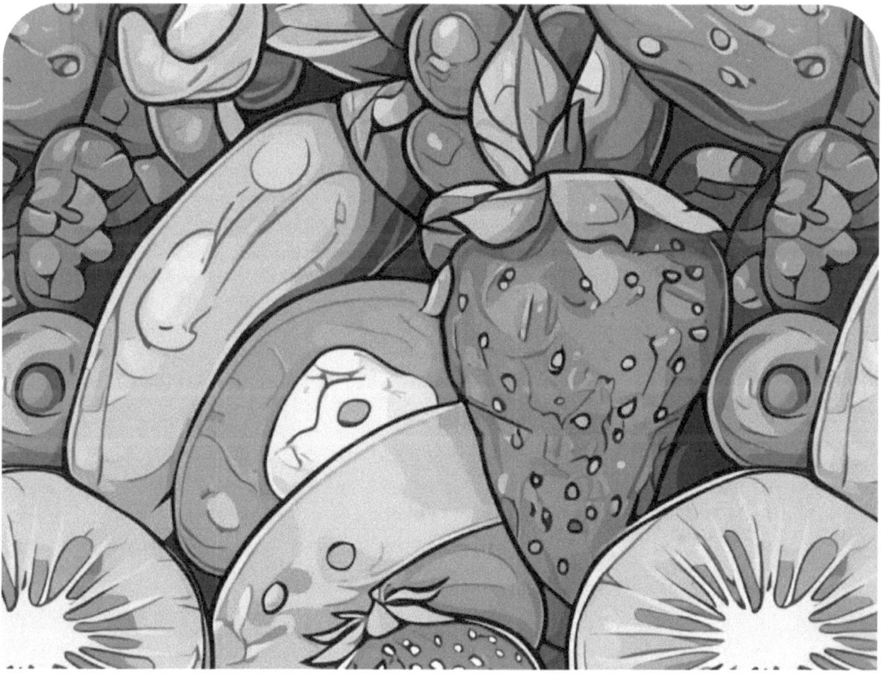

Fonti

I nostri sinceri ringraziamenti vanno a tutti gli autori delle fonti scientifiche e non scientifiche citate, ai gestori dei siti web referenziati e ai creatori delle immagini, grafiche e studi utilizzati, il cui prezioso lavoro ha contribuito alla creazione di questo libro.
Per ulteriori informazioni, ti consigliamo di visitare i siti web delle fonti.
Se riscontri errori di mappatura o altre incongruenze, ti preghiamo di contattarci.

Tutte le fonti sono state consultate l'ultima volta il: 2025-02-19

[s1] - https://pmc.ncbi.nlm.nih.gov/articles/PMC8096188/

Autore:	Sonali Palchaudhuri, Lindsey Albenberg, James D Lewis	**Titolo:**	Diet Recommendations for Hospitalized Patients With Inflammatory Bowel Disease: Better Options Than Nil Per Os
DOI:	10.1093/crocol/otaa059	**Data:**	2020 Jul 17
Sito web:	PubMed Central (PMC)	**Editore:**	Crohn's & Colitis 360

[s2] - https://pmc.ncbi.nlm.nih.gov/articles/PMC8151495/

Autore:	Giacomo Caio, Lisa Lungaro, Fabio Caputo, Eleonora Zoli, Fiorella Giancola, Giuseppe Chiarioni, Roberto De Giorgio, Giorgio Zoli	**Titolo:**	Nutritional Treatment in Crohn's Disease
di:	University of Ferrara	**DOI:**	10.3390/nu13051628
Data:	2021 May 12	**Sito web:**	PubMed Central (PMC)
Editore:	Nutrients		

[s3] - https://pmc.ncbi.nlm.nih.gov/articles/PMC9231317/

Autore:	Marcelina Radziszewska, Joanna Smarkusz-Zarzecka, Lucyna Ostrowska, Damian Pogodziński	**Titolo:**	Nutrition and Supplementation in Ulcerative Colitis
di:	Medical University of Bialystok	**DOI:**	10.3390/nu14122469
Data:	2022 Jun 14	**Sito web:**	PubMed Central (PMC)
Editore:	Nutrients		

[s4] - https://www.ncbi.nlm.nih.gov/books/NBK553106/

Autore:	Tyesha Zuvarox, Chris Belletieri	**Titolo:**	Malabsorption Syndromes
di:	StatPearls Publishing	**Data:**	2023/07/24
Sito web:	NCBI Bookshelf	**Editore:**	StatPearls Publishing

[s5] - https://pmc.ncbi.nlm.nih.gov/articles/PMC4702263/

Autore:	Michael J Rosen, Ashish Dhawan, Shehzad A Saeed	**Titolo:**	Inflammatory Bowel Disease in Children and Adolescents
di:	Cincinnati Children's Hospital Medical Center	**DOI:**	10.1001/jamapediatrics.2015.1982
Data:	2015 Nov	**Sito web:**	PubMed Central (PMC)
Editore:	JAMA pediatrics		

[s6] - https://pmc.ncbi.nlm.nih.gov/articles/PMC1774131/

Autore:	C Gasche, M C E Lomer, I Cavill, G Weiss	**Titolo:**	Iron, anaemia, and inflammatory bowel diseases
DOI:	10.1136/gut.2003.035758	**Data:**	2004 Aug
Sito web:	PubMed Central (PMC)	**Editore:**	Gut

[s7] - https://pmc.ncbi.nlm.nih.gov/articles/PMC7071234/

Autore:	Paola Balestrieri, Mentore Ribolsi, Michele Pier Luca Guarino, Sara Emerenziani, Annamaria Altomare, Michele Cicala	**Titolo:**	Nutritional Aspects in Inflammatory Bowel Diseases
di:	Unit of Gastroenterology, Campus Bio-Medico University	**DOI:**	10.3390/nu12020372
Data:	2020 Jan 31	**Sito web:**	PubMed Central (PMC)
Editore:	Nutrients		

[s8] - https://pmc.ncbi.nlm.nih.gov/articles/PMC10096607/

Autore:	Filippo Vernia, Giorgia Burrelli Scotti, Noemi Sara Bertetti, Giuseppe Donato, Stefano Necozione, Piero Vernia, Nadia Pallotta	**Titolo:**	Low Vitamin K and Vitamin D Dietary Intake in Patients with Inflammatory Bowel Diseases
di:	National Center for Biotechnology Information (NCBI)	**DOI:**	10.3390/nu15071678
Data:	2023 Mar 30	**Sito web:**	PubMed Central (PMC)
Editore:	Nutrients		

[s9] - https://pmc.ncbi.nlm.nih.gov/articles/PMC10143611/

Autore:	Beata Jabłońska; Sławomir Mrowiec	**Titolo:**	Nutritional Status and Its Detection in Patients with Inflammatory Bowel Diseases
di:	Department of Digestive Tract Surgery, Medical University of Silesia, 40-752 Katowice, Poland	**DOI:**	10.3390/nu15081991
Data:	2023 Apr 20	**Sito web:**	PMC
Editore:	Nutrients		

[s10] - https://pmc.ncbi.nlm.nih.gov/articles/PMC4103619/

Autore:	Fayez K Ghishan, Pawel R Kiela	**Titolo:**	Epithelial Transport in Inflammatory Bowel Diseases
DOI:	10.1097/MIB.0000000000000029	**Data:**	2014 Jun
Sito web:	PubMed Central (PMC)	**Editore:**	Inflammatory bowel diseases

[s11] - https://pmc.ncbi.nlm.nih.gov/articles/PMC9231317/

Autore:	Marcelina Radziszewska, Joanna Smarkusz-Zarzecka, Lucyna Ostrowska, Damian Pogodziński	**Titolo:**	Nutrition and Supplementation in Ulcerative Colitis
di:	Medical University of Bialystok	**DOI:**	10.3390/nu14122469
Data:	2022 Jun 14	**Sito web:**	PubMed Central (PMC)
Editore:	Nutrients		

[s12] - https://www.ncbi.nlm.nih.gov/books/NBK436021/

Autore:	Indika R. Ranasinghe, Chenlu Tian, Ronald Hsu	**Titolo:**	Crohn Disease
di:	National Center for Biotechnology Information (NCBI)	**Data:**	2024/02/24
Sito web:	NCBI Bookshelf	**Editore:**	StatPearls Publishing

[s13] - https://www.cedars-sinai.org/health-library/diseases-and-conditions/c/crohns-disease.html

Titolo:	Crohn's Disease I Cedars-Sinai	**di:**	Cedars-Sinai
Data:	Apr 8 2023	**Sito web:**	Cedars-Sinai

[s14] - https://pmc.ncbi.nlm.nih.gov/articles/PMC3959504/

Autore:	Fotis Barkas, Evangelos Liberopoulos, Anastazia Kei, Moses Elisaf	**Titolo:**	Electrolyte and acid-base disorders in inflammatory bowel disease
di:	Department of Internal Medicine, University of Ioannina Medical School, Ioannina, Greece	**Data:**	2013
Sito web:	PubMed Central (PMC)	**Editore:**	Annals of Gastroenterology : Quarterly Publication of the Hellenic Society of Gastroenterology

[s15] - https://pmc.ncbi.nlm.nih.gov/articles/PMC3347037/

Autore:	Deborah C Rubin, Anisa Shaker, Marc S Levin	**Titolo:**	Chronic intestinal inflammation: inflammatory bowel disease and colitis-associated colon cancer
di:	Washington University School of Medicine, Saint Louis Veterans Administration Medical Center	**DOI:**	10.3389/fimmu.2012.00107
Data:	2012 May 8	**Sito web:**	PubMed Central (PMC)
Editore:	Frontiers in Immunology		

[s16] - https://pmc.ncbi.nlm.nih.gov/articles/PMC7071234/

Autore:	Paola Balestrieri, Mentore Ribolsi, Michele Pier Luca Guarino, Sara Emerenziani, Annamaria Altomare, Michele Cicala	**Titolo:**	Nutritional Aspects in Inflammatory Bowel Diseases
di:	Unit of Gastroenterology, Campus Bio-Medico University	**DOI:**	10.3390/nu12020372
Data:	2020 Jan 31	**Sito web:**	PubMed Central (PMC)
Editore:	Nutrients		

[s17] - https://pmc.ncbi.nlm.nih.gov/articles/PMC6627381/

Autore:	Kyle Kilby, Holly Mathias, Lindsay Boisvenue, Courtney Heisler, Jennifer L Jones	**Titolo:**	Micronutrient Absorption and Related Outcomes in People with Inflammatory Bowel Disease: A Review
DOI:	10.3390/nu11061388	**Data:**	2019 Jun 20
Sito web:	PubMed Central (PMC)	**Editore:**	Nutrients

[s18] - https://pmc.ncbi.nlm.nih.gov/articles/PMC3959504/

Autore:	Fotis Barkas, Evangelos Liberopoulos, Anastazia Kei, Moses Elisaf	**Titolo:**	Electrolyte and acid-base disorders in inflammatory bowel disease
di:	Department of Internal Medicine, University of Ioannina Medical School, Ioannina, Greece	**Data:**	2013
Sito web:	PubMed Central (PMC)	**Editore:**	Annals of Gastroenterology : Quarterly Publication of the Hellenic Society of Gastroenterology

[s19] - https://pmc.ncbi.nlm.nih.gov/articles/PMC7852575/

Autore:	Marina Moreira de Castro, Lívia Bitencourt Pascoal, Karine Mariane Steigleder, Beatriz Piatezzi Siqueira, Ligiana Pires Corona, Maria de Lourdes Setsuko Ayrizono, Marciane Milanski, Raquel Franco Leal	**Titolo:**	Role of diet and nutrition in inflammatory bowel disease
di:	University of Campinas (UNICAMP)	**DOI:**	10.5493/wjem.v11.i1.1
Data:	2021 Jan 20	**Sito web:**	PubMed Central (PMC)

[s20] - https://pmc.ncbi.nlm.nih.gov/articles/PMC6723806/

Autore:	Lena J Storck, Reinhard Imoberdorf, Peter E Ballmer	**Titolo:**	Nutrition in Gastrointestinal Disease: Liver, Pancreatic, and Inflammatory Bowel Disease
di:	Kantonsspital Winterthur, Department of Medicine, 8401 Winterthur, Switzerland; Zürcher RehaZentrum Davos, 7272 Davos Clavadel, Switzerland	**DOI:**	10.3390/jcm8081098
Data:	2019 Jul 25	**Sito web:**	PubMed Central (PMC)
Editore:	Journal of Clinical Medicine		

[s21] - https://pmc.ncbi.nlm.nih.gov/articles/PMC7071234/

Autore:	Paola Balestrieri, Mentore Ribolsi, Michele Pier Luca Guarino, Sara Emerenziani, Annamaria Altomare, Michele Cicala	**Titolo:**	Nutritional Aspects in Inflammatory Bowel Diseases
di:	Campus Bio-Medico University	**DOI:**	10.3390/nu12020372
Data:	2020 Jan 31	**Sito web:**	PubMed Central (PMC)
Editore:	Nutrients		

[s22] - https://pmc.ncbi.nlm.nih.gov/articles/PMC4103619/

Autore:	Fayez K Ghishan, Pawel R Kiela	**Titolo:**	Epithelial Transport in Inflammatory Bowel Diseases
di:	Department of Pediatrics, Steele Children's Research Center, Tucson, Arizona; Department of Immunobiology, University of Arizona Health Sciences Center, Tucson, Arizona	**DOI:**	10.1097/MIB.0000000000000029
Data:	2014 Jun	**Sito web:**	PubMed Central (PMC)
Editore:	Inflammatory bowel diseases		

[s23] - https://pmc.ncbi.nlm.nih.gov/articles/PMC10857040/
Autore: Ivan Capobianco, Federica Di Vincenzo, Pierluigi Puca, Guia Becherucci, Maria Chiara Mentella, Valentina Petito, Franco Scaldaferri
Titolo: Adverse Food Reactions in Inflammatory Bowel Disease: State of the Art and Future Perspectives
DOI: 10.3390/nu16030351
Data: 2024 Jan 25
Sito web: PubMed Central (PMC)
Editore: MDPI

[s24] - https://pmc.ncbi.nlm.nih.gov/articles/PMC9607252/
Autore: Małgorzata Godala, Ewelina Gaszyń ska, Hubert Zatorski, Ewa Małecka-Wojciesko
Titolo: Dietary Interventions in Inflammatory Bowel Disease
di: Medical University of Lodz
DOI: 10.3390/nu14204261
Data: 2022 Oct 12
Sito web: PubMed Central (PMC)
Editore: Nutrients

[s25] - https://pmc.ncbi.nlm.nih.gov/articles/PMC9231317/
Autore: Marcelina Radziszewska, Joanna Smarkusz-Zarzecka, Lucyna Ostrowska, Damian Pogodziński
Titolo: Nutrition and Supplementation in Ulcerative Colitis
di: Medical University of Bialystok
DOI: 10.3390/nu14122469
Data: 2022 Jun 14
Sito web: PubMed Central (PMC)
Editore: Nutrients

[s26] - https://pmc.ncbi.nlm.nih.gov/articles/PMC11313810/
Autore: Radoslaw Kempinski, Damian Arabasz, Katarzyna Neubauer
Titolo: Effects of Milk and Dairy on the Risk and Course of Inflammatory Bowel Disease versus Patients' Dietary Beliefs and Practices: A Systematic Review
di: Department of Gastroenterology and Hepatology, Wroclaw Medical University
DOI: 10.3390/nu16152555
Data: 2024 Aug 3
Sito web: PubMed Central (PMC)
Editore: Nutrients

[s27] - https://pmc.ncbi.nlm.nih.gov/articles/PMC7650696/
Autore: Hannah Morton, Kevin C Pedley, Robin J C Stewart, Jane Coad
Titolo: Inflammatory Bowel Disease: Are Symptoms and Diet Linked?
di: Massey University; Universal College of Learning
DOI: 10.3390/nu12102975
Data: 2020 Sep 29
Sito web: PubMed Central (PMC)
Editore: Nutrients

[s28] - https://pmc.ncbi.nlm.nih.gov/articles/PMC5656454/
Autore: Vikesh K Singh, Mark E Haupt, David E Geller, Jerry A Hall, Pedro M Quintana Diez
Titolo: Less common etiologies of exocrine pancreatic insufficiency
DOI: 10.3748/wjg.v23.i39.7059
Data: 2017 Oct 21
Sito web: PubMed Central (PMC)
Editore: World Journal of Gastroenterology

[s29] - https://pmc.ncbi.nlm.nih.gov/articles/PMC7551310/

Autore:	Antonio Corsello, Daniela Pugliese, Antonio Gasbarrini, Alessandro Armuzzi	**Titolo:**	Diet and Nutrients in Gastrointestinal Chronic Diseases
di:	Fondazione Policlinico Universitario A. Gemelli IRCCS; Istituto di Patologia Speciale Medica, Università Cattolica del Sacro Cuore	**DOI:**	10.3390/nu12092693
Data:	2020 Sep 3	**Sito web:**	PubMed Central (PMC)
Editore:	MDPI		

[s30] - https://pmc.ncbi.nlm.nih.gov/articles/PMC3934501/

Autore:	Amy Fedewa, Satish S C Rao	**Titolo:**	Dietary fructose intolerance, fructan intolerance and FODMAPs
di:	Georgia Regents University; National Library of Medicine (NLM); NIH	**DOI:**	10.1007/s11894-013-0370-0
Data:	2014 Jan	**Sito web:**	PubMed Central (PMC)
Editore:	Current gastroenterology reports		

[s31] - https://pmc.ncbi.nlm.nih.gov/articles/PMC10459712/

Autore:	Giovanna Alexandre Fabiano, Leila Marie Shinn, Adriane Elisabete Costa Antunes	**Titolo:**	Relationship between Oat Consumption, Gut Microbiota Modulation, and Short-Chain Fatty Acid Synthesis: An Integrative Review
di:	State University of Campinas; PepsiCo R&D	**DOI:**	10.3390/nu15163534
Data:	2023 Aug 11	**Sito web:**	PubMed Central (PMC)
Editore:	Nutrients		

[s32] - https://pmc.ncbi.nlm.nih.gov/articles/PMC7912826/

Autore:	Alexandra Alcorta, Adrià Porta, Amparo Tárrega, María Dolores Alvarez, M Pilar Vaquero	**Titolo:**	Foods for Plant-Based Diets: Challenges and Innovations
di:	Instituto de Ciencia y Tecnología de Alimentos y Nutrición (ICTAN-CSIC), Instituto de Agroquímica y Tecnologí a de Alimentos (IATA-CSIC)	**DOI:**	10.3390/foods10020293
Data:	2021 Feb 1	**Sito web:**	PubMed Central (PMC)

[s33] - https://pmc.ncbi.nlm.nih.gov/articles/PMC10449545/

Autore:	Wei Sheng, Guang Ji, Li Zhang	**Titolo:**	Immunomodulatory effects of inulin and its intestinal metabolites
di:	Institute of Digestive Diseases, Longhua Hospital, Shanghai University of Traditional Chinese Medicine, Shanghai, China	**DOI:**	10.3389/fimmu.2023.1224092
Data:	2023 Aug 10	**Sito web:**	PMC (PubMed Central)
Editore:	Frontiers in Immunology		

[s34] - https://pmc.ncbi.nlm.nih.gov/articles/PMC8001864/

Autore:	Judith Wellens, Séverine Vermeire, João Sabino	**Titolo:**	Let Food Be Thy Medicine—Its Role in Crohn's Disease
di:	University Hospitals Leuven	**DOI:**	10.3390/nu13030832
Data:	2021 Mar 3	**Sito web:**	PubMed Central (PMC)
Editore:	Nutrients		

[s35] - https://pmc.ncbi.nlm.nih.gov/articles/PMC4518859/

Autore:	Alexander Palant, Janka Koschack, Simone Rassmann, Gabriele Lucius-Hoene, Michael Karaus, Wolfgang Himmel	**Titolo:**	"And then you start to loose it because you think about Nutella": The significance of food for people with inflammatory bowel disease - a qualitative study
di:	University Medical Center Göttingen; University of Freiburg; Evangelic Hospital Göttingen-Weende	**DOI:**	10.1186/s12876-015-0322-2
Data:	2015 Jul 30	**Sito web:**	PubMed Central (PMC)
Editore:	BMC Gastroenterology		

[s36] - https://pmc.ncbi.nlm.nih.gov/articles/PMC10088739/

Autore:	Francis Ayimbila, Suttipun Keawsompong	**Titolo:**	Nutritional Quality and Biological Application of Mushroom Protein as a Novel Protein Alternative
di:	Kasetsart University	**DOI:**	10.1007/s13668-023-00468-x
Data:	2023 Apr 10	**Sito web:**	PubMed Central (PMC)
Editore:	Springer Science and Business Media LLC		

[s37] - https://pmc.ncbi.nlm.nih.gov/articles/PMC11147801/

Autore:	Cheenie Nieva, Jennifer Pryor, Georgina M Williams, Emily C Hoedt, Grace L Burns, Guy D Eslick, Nicholas J Talley, Kerith Duncanson, Simon Keely	**Titolo:**	The Impact of Dietary Interventions on the Microbiota in Inflammatory Bowel Disease: A Systematic Review
DOI:	10.1093/ecco-jcc/jjad204	**Data:**	2023 Dec 15
Sito web:	PubMed Central (PMC)	**Editore:**	Journal of Crohn's & Colitis

[s38] - https://pmc.ncbi.nlm.nih.gov/articles/PMC11821149/

Autore:	Riya Gautam Naik, Sarah A Purcell, Stephanie L Gold, Victoria Christiansen, Leah D D'Aloisio, Maitreyi Raman, Natasha Haskey	**Titolo:**	From Evidence to Practice: A Narrative Framework for Integrating the Mediterranean Diet into Inflammatory Bowel Disease Management
di:	University of British Columbia, Southern Medical Program, Icahn School of Medicine at Mount Sinai, Alberta Health Services, University of Calgary	**DOI:**	10.3390/nu17030470
Data:	2025 Jan 28	**Sito web:**	PubMed Central (PMC)
Editore:	Nutrients		

[s39] - https://pmc.ncbi.nlm.nih.gov/articles/PMC9607252/

Autore:	Małgorzata Godala, Ewelina Gaszyń ska, Hubert Zatorski, Ewa Małecka-Wojciesko	**Titolo:**	Dietary Interventions in Inflammatory Bowel Disease
di:	Medical University of Lodz	**DOI:**	10.3390/nu14204261
Data:	2022 Oct 12	**Sito web:**	PubMed Central (PMC)
Editore:	MDPI		

[s40] - https://pmc.ncbi.nlm.nih.gov/articles/PMC4352452/

Autore: John K Triantafillidis, Costas Vagianos, Apostolos E Papalois
Titolo: The Role of Enteral Nutrition in Patients with Inflammatory Bowel Disease: Current Aspects
di: National Center for Biotechnology Information (NCBI)
DOI: 10.1155/2015/197167
Data: 2015 Feb 22
Sito web: PubMed Central (PMC)
Editore: BioMed Research International

[s41] - https://pmc.ncbi.nlm.nih.gov/articles/PMC9231317/

Autore: Marcelina Radziszewska, Joanna Smarkusz-Zarzecka, Lucyna Ostrowska, Damian Pogodziński
Titolo: Nutrition and Supplementation in Ulcerative Colitis
di: Medical University of Bialystok
DOI: 10.3390/nu14122469
Data: 2022 Jun 14
Sito web: PubMed Central (PMC)
Editore: Nutrients

[s42] - https://pmc.ncbi.nlm.nih.gov/articles/PMC11063602/

Autore: Camilla Christensen, Andrea Knudsen, Erik K Arnesen, Jan Gunnar Hatlebakk, Ida Sofie Sletten, Lars T Fadnes
Titolo: Diet, Food, and Nutritional Exposures and Inflammatory Bowel Disease or Progression of Disease: an Umbrella Review
di: University of Bergen, University of Oslo, Haukeland University Hospital, The Medical Library
DOI: 10.1016/j.advnut.2024.100219
Data: 2024 Apr 8
Sito web: PMC (PubMed Central)
Editore: Advances in Nutrition

[s43] - https://pmc.ncbi.nlm.nih.gov/articles/PMC4303825/

Autore: Michael A Conlon, Anthony R Bird
Titolo: The Impact of Diet and Lifestyle on Gut Microbiota and Human Health
DOI: 10.3390/nu7010017
Data: 2014 Dec 24
Sito web: PubMed Central (PMC)
Editore: Nutrients

[s44] - https://www.ncbi.nlm.nih.gov/pmc/articles/PMC6915094/

Autore: Aeja Jackson, Christopher B Forsyth, Maliha Shaikh, Robin M Voigt, Phillip A Engen, Vivian Ramirez, Ali Keshavarzian
Titolo: Diet in Parkinson's Disease: Critical Role for the Microbiome
di: Rush University Medical Center
DOI: 10.3389/fneur.2019.01245
Data: 2019 Dec 10
Sito web: PubMed Central (PMC)
Editore: Frontiers in Neurology

[s45] - https://pmc.ncbi.nlm.nih.gov/articles/PMC9607252/

Autore: Małgorzata Godala, Ewelina Gaszyń ska, Hubert Zatorski, Ewa Małecka-Wojciesko
Titolo: Dietary Interventions in Inflammatory Bowel Disease
di: Medical University of Lodz
DOI: 10.3390/nu14204261
Data: 2022 Oct 12
Sito web: PubMed Central (PMC)
Editore: Nutrients

[s46] - https://pmc.ncbi.nlm.nih.gov/articles/PMC11444971/

Autore:	Haitao Wang, Junyi Bai, Pengyu Miao, Yu Wei, Xiaochao Chen, Haibo Lan, Yong Qing, Meizhu Zhao, Yanyu Li, Rui Tang, Xiangdong Yang	**Titolo:**	The key to intestinal health: a review and perspective on food additives
di:	The School of Clinical Medical Sciences, Southwest Medical University; Chengdu Anorectal Hospital; School of Basic Medical Sciences, Southwest Medical University	**DOI:**	10.3389/fnut.2024.1420358
Data:	2024 Sep 18	**Sito web:**	PubMed Central (PMC)
Editore:	Frontiers in Nutrition		

[s47] - https://pmc.ncbi.nlm.nih.gov/articles/PMC9864936/

Autore:	Xuewei Zhou, Kaina Qiao, Huimin Wu, Yuyu Zhang	**Titolo:**	The Impact of Food Additives on the Abundance and Composition of Gut Microbiota
di:	Food Laboratory of Zhongyuan, Beijing Technology and Business University, Key Laboratory of Flavor Science of China General Chamber of Commerce, Beijing Technology and Business University	**DOI:**	10.3390/molecules28020631
Data:	2023 Jan 7	**Sito web:**	PMC (PubMed Central)
Editore:	Molecules		

[s48] - https://pmc.ncbi.nlm.nih.gov/articles/PMC8064481/

Autore:	Marjo J E Campmans-Kuijpers, Gerard Dijkstra	**Titolo:**	Food and Food Groups in Inflammatory Bowel Disease (IBD): The Design of the Groningen Anti-Inflammatory Diet (GrAID)
di:	University Medical Center Groningen, University of Groningen	**DOI:**	10.3390/nu13041067
Data:	2021 Mar 25	**Sito web:**	PubMed Central (PMC)
Editore:	Nutrients		

[s49] - https://pmc.ncbi.nlm.nih.gov/articles/PMC8100370/

Autore:	Nor Hamizah Shafiee, Zahara Abdul Manaf, Norfilza M Mokhtar, Raja Affendi Raja Ali	**Titolo:**	Anti-inflammatory diet and inflammatory bowel disease: what clinicians and patients should know?
di:	Universiti Kebangsaan Malaysia	**DOI:**	10.5217/ir.2020.00035
Data:	2021 Feb 3	**Sito web:**	PubMed Central (PMC)
Editore:	Intestinal Research		

[s50] - https://pmc.ncbi.nlm.nih.gov/articles/PMC9231317/

Autore:	Marcelina Radziszewska, Joanna Smarkusz-Zarzecka, Lucyna Ostrowska, Damian Pogodziński	**Titolo:**	Nutrition and Supplementation in Ulcerative Colitis
di:	Medical University of Bialystok	**DOI:**	10.3390/nu14122469
Data:	2022 Jun 14	**Sito web:**	PubMed Central (PMC)

[s51] - https://pmc.ncbi.nlm.nih.gov/articles/PMC10496934/

Autore:	Shubhangi Singh, Swarupa Chakole, Suyash Agrawal, Nidhi Shetty, Roshan Prasad, Tejaswee Lohakare, Mayur Wanjari, Seema Yelne	**Titolo:**	A Comprehensive Review of Upper Gastrointestinal Symptom Management in Autoimmune Gastritis: Current Insights and Future Directions
di:	Jawaharlal Nehru Medical College, Datta Meghe Institute of Higher Education and Research; Smt. Radhikabai Meghe Memorial College of Nursing, Datta Meghe Institute of Higher Education and Research; Shalinitai Meghe College of Nursing, Datta Meghe Institute of Higher Education and Research	**DOI:**	10.7759/cureus.43418
Data:	2023 Aug 13	**Sito web:**	PubMed Central (PMC)
Editore:	Cureus		

[s52] - https://pmc.ncbi.nlm.nih.gov/articles/PMC7878331/

Autore:	Anne F Peery, Aasma Shaukat, Lisa L Strate	**Titolo:**	AGA Clinical Practice Update on Medical Management of Colonic Diverticulitis: Expert Review
DOI:	10.1053/j.gastro.2020.09.059	**Data:**	2020 Dec 3
Sito web:	PubMed Central (PMC)	**Editore:**	Gastroenterology

[s53] - https://pmc.ncbi.nlm.nih.gov/articles/PMC4642427/

Autore:	Erika Vanhauwaert, Christophe Matthys, Lies Verdonck, Vicky De Preter	**Titolo:**	Low-Residue and Low-Fiber Diets in Gastrointestinal Disease Management
di:	University College Leuven-Limburg; University Hospitals Leuven; KU Leuven	**DOI:**	10.3945/an.115.009688
Data:	2015 Nov 10	**Sito web:**	PubMed Central (PMC)
Editore:	Advances in Nutrition		

[s54] - https://pmc.ncbi.nlm.nih.gov/articles/PMC5852713/

Autore:	Camilla Dahl, Megan Crichton, Julie Jenkins, Romina Nucera, Sophie Mahoney, Wolfgang Marx, Skye Marshall	**Titolo:**	Evidence for Dietary Fibre Modification in the Recovery and Prevention of Reoccurrence of Acute, Uncomplicated Diverticulitis: A Systematic Literature Review
di:	Faculty of Health Sciences & Medicine, Bond University, Robina Hospital, La Trobe University	**DOI:**	10.3390/nu10020137
Data:	2018 Jan 27	**Sito web:**	PubMed Central (PMC)
Editore:	Nutrients		

[s55] - https://www.ncbi.nlm.nih.gov/pmc/articles/PMC8096188/

Autore:	Sonali Palchaudhuri, Lindsey Albenberg, James D Lewis	**Titolo:**	Diet Recommendations for Hospitalized Patients With Inflammatory Bowel Disease: Better Options Than Nil Per Os
DOI:	10.1093/crocol/otaa059	**Data:**	2020 Jul 17
Sito web:	PubMed Central (PMC)	**Editore:**	Crohn's & Colitis 360

[s56] - https://pmc.ncbi.nlm.nih.gov/articles/PMC6723806/

Autore:	Lena J Storck, Reinhard Imoberdorf, Peter E Ballmer	**Titolo:**	Nutrition in Gastrointestinal Disease: Liver, Pancreatic, and Inflammatory Bowel Disease
di:	Kantonsspital Winterthur, Department of Medicine, Zürcher RehaZentrum Davos	**DOI:**	10.3390/jcm8081098
Data:	2019 Jul 25	**Sito web:**	PubMed Central (PMC)
Editore:	MDPI		

[s57] - https://pmc.ncbi.nlm.nih.gov/articles/PMC10421392/

Autore:	Małgorzata Godala, Ewelina Gaszyń ska, Konrad Walczak, Ewa Małecka-Wojciesko	**Titolo:**	Evaluation of Albumin, Transferrin and Transthyretin in Inflammatory Bowel Disease Patients as Disease Activity and Nutritional Status Biomarkers
di:	Medical University of Lodz	**DOI:**	10.3390/nu15153479
Data:	2023 Aug 7	**Sito web:**	PubMed Central (PMC)
Editore:	MDPI		

[s58] - https://pmc.ncbi.nlm.nih.gov/articles/PMC7972945/

Titolo:	61st Annual Conference of Indian Society of Gastroenterology, Virtual Diamond Jubilee ISGCON 2020, 19-20th December 2020	**di:**	PubMed Central (PMC)
DOI:	10.1007/s12664-020-01133-9	**Data:**	2021 Mar 19
Sito web:	PMC	**Editore:**	Indian Journal of Gastroenterology

[s59] - https://pmc.ncbi.nlm.nih.gov/articles/PMC8100370/

Autore:	Nor Hamizah Shafiee, Zahara Abdul Manaf, Norfilza M Mokhtar, Raja Affendi Raja Ali	**Titolo:**	Anti-inflammatory diet and inflammatory bowel disease: what clinicians and patients should know?
di:	Universiti Kebangsaan Malaysia	**DOI:**	10.5217/ir.2020.00035
Data:	2021 Feb 3	**Sito web:**	PubMed Central (PMC)
Editore:	Intestinal Research		

[s60] - https://pmc.ncbi.nlm.nih.gov/articles/PMC11278540/

Autore:	Doina Istratescu, Carmen Monica Preda, Teodora Manuc, Corina Meianu, Tudor Stroie, Mircea Diculescu	**Titolo:**	A Comprehensive Review of Dietary Approaches in Maintaining Remission of Inflammatory Bowel Diseases in Adults
DOI:	10.3390/medicina60071068	**Data:**	2024 Jun 28
Sito web:	PubMed Central (PMC)	**Editore:**	Medicina

[s61] - https://pmc.ncbi.nlm.nih.gov/articles/PMC7922138/

Autore:	Ugo Cucinotta, Claudio Romano, Valeria Dipasquale	**Titolo:**	Diet and Nutrition in Pediatric Inflammatory Bowel Diseases
di:	University of Messina	**DOI:**	10.3390/nu13020655
Data:	2021 Feb 17	**Sito web:**	PubMed Central (PMC)
Editore:	Nutrients		

[s62] - https://pmc.ncbi.nlm.nih.gov/articles/PMC7551310/
Autore: Antonio Corsello, Daniela Pugliese, Antonio Gasbarrini, Alessandro Armuzzi
Titolo: Diet and Nutrients in Gastrointestinal Chronic Diseases
di: Fondazione Policlinico Universitario A. Gemelli IRCCS; Università Cattolica del Sacro Cuore
DOI: 10.3390/nu12092693
Data: 2020 Sep 3
Sito web: PubMed Central (PMC)
Editore: Nutrients

[s63] - https://www.vetspecialists.com/vet-blog-landing/animal-health-articles/2024/01/05/IBD-in-cats
Autore: Craig Datz, DVM, MS, DABVP, DACVIM (Nutrition)
Titolo: Nutrition for Cats with Inflammatory Bowel Disease (IBD)
di: vetspecialists.com
Data: Jan 5, 2024
Sito web: vetspecialists.com

[s64] - https://pmc.ncbi.nlm.nih.gov/articles/PMC7551310/
Autore: Antonio Corsello, Daniela Pugliese, Antonio Gasbarrini, Alessandro Armuzzi
Titolo: Diet and Nutrients in Gastrointestinal Chronic Diseases
di: Fondazione Policlinico Universitario A. Gemelli IRCCS; Istituto di Patologia Speciale Medica, Università Cattolica del Sacro Cuore
DOI: 10.3390/nu12092693
Data: 2020 Sep 3
Sito web: PubMed Central (PMC)
Editore: Nutrients

[s65] - https://pmc.ncbi.nlm.nih.gov/articles/PMC11658349/
Autore: Bin Xia, Yan Li, Linmin Hu, Peng Xie, Ningning Mi, Liyuan Lv, Zixin Liang, Yuxuan Sun, Ying Li, Xiaodong Jiang, Guinan Liu, Yuanyuan Feng, Yingxin Zhu, Bo Zhan, Qiangsheng He, Pingguang Lei, Jian Qi, Pengpeng Wang, Jinqiu Yuan
Titolo: Healthy eating patterns associated with reduced risk of inflammatory bowel disease by lowering low-grade inflammation: evidence from a large prospective cohort study
DOI: 10.1186/s12916-024-03809-x
Data: 2024 Dec 18
Sito web: PubMed Central (PMC)
Editore: BMC Medicine

[s66] - https://ods.od.nih.gov/factsheets/VitaminB12-HealthProfessional/
Titolo: Vitamin B12 - Health Professional Fact Sheet
di: Office of Dietary Supplements, National Institutes of Health (NIH)
Sito web: Office of Dietary Supplements

[s67] - https://pmc.ncbi.nlm.nih.gov/articles/PMC5517270/
Autore: Melissa A Smith, Trevor Smith, Timothy M Trebble
Titolo: Nutritional management of adults with inflammatory bowel disease: practical lessons from the available evidence
di: Department of Gastroenterology, Guy's and St Thomas' NHS Foundation Trust, London, UK; Department of Gastroenterology and Human Nutrition, Southampton University Hospitals Trust, Southampton General Hospital, Southampton, UK; Department of Gastroenterology, Portsmouth Hospitals NHS Trust, Portsmouth, UK
DOI: 10.1136/flgastro-2011-100032
Data: 2012 May 21
Sito web: PubMed Central (PMC)
Editore: Frontline Gastroenterology

[s68] - https://pmc.ncbi.nlm.nih.gov/articles/PMC6627381/
Autore: Kyle Kilby, Holly Mathias, Lindsay Boisvenue, Courtney Heisler, Jennifer L Jones
Titolo: Micronutrient Absorption and Related Outcomes in People with Inflammatory Bowel Disease: A Review
DOI: 10.3390/nu11061388
Data: 2019 Jun 20
Sito web: PubMed Central (PMC)
Editore: Nutrients

[s69] - https://ods.od.nih.gov/factsheets/Zinc-HealthProfessional/
Titolo: Zinc - Health Professional Fact Sheet
di: National Institutes of Health (NIH)
Data: Sat, 15 Feb 2025
Sito web: Office of Dietary Supplements
Editore: ods.od.nih.gov

[s70] - https://pmc.ncbi.nlm.nih.gov/articles/PMC5114499/
Autore: Ashwin N Ananthakrishnan
Titolo: Vitamin D and Inflammatory Bowel Disease
di: Harvard Medical School Massachusetts General Hospital Boston
Data: 2016 Aug
Sito web: PubMed Central (PMC)
Editore: Gastroenterology & Hepatology

[s71] - https://pmc.ncbi.nlm.nih.gov/articles/PMC6146599/
Autore: Georgiana-Emmanuela Gîlcă-Blanariu, Smaranda Diaconescu, Manuela Ciocoiu, Gabriela Ştefănescu
Titolo: New Insights into the Role of Trace Elements in IBD
DOI: 10.1155/2018/1813047
Data: 2018 Sep 6
Sito web: PubMed Central (PMC)
Editore: BioMed Research International

[s72] - https://pubmed.ncbi.nlm.nih.gov/27769076/
Autore: Rossi RE;Whyand T;Murray CD; Hamilton MI;Conte D;Caplin ME.
Titolo: The role of dietary supplements in inflammatory bowel disease: a systematic review
di: PubMed
DOI: 10.1097/MEG.0000000000000728
Data: 2016 Dec
Sito web: PubMed
Editore: Eur J Gastroenterol Hepatol

[s73] - https://pmc.ncbi.nlm.nih.gov/articles/PMC9733784/

Autore:	Harsh Bodke, Sangita Jogdand	**Titolo:**	Role of Probiotics in Human Health
di:	Jawaharlal Nehru Medical College, Datta Meghe Institute of Medical Sciences, Wardha, IND	**DOI:**	10.7759/cureus.31313
Data:	2022 Nov 9	**Sito web:**	PubMed Central (PMC)
Editore:	Cureus		

[s74] - https://pmc.ncbi.nlm.nih.gov/articles/PMC3539293/

Autore:	Peera Hemarajata, James Versalovic	**Titolo:**	Effects of probiotics on gut microbiota: mechanisms of intestinal immunomodulation and neuromodulation
di:	Baylor College of Medicine, Texas Children's Hospital	**DOI:**	10.1177/1756283X12459294
Data:	2013 Jan	**Sito web:**	PubMed Central (PMC)
Editore:	Therapeutic Advances in Gastroenterology		

[s75] - https://pmc.ncbi.nlm.nih.gov/articles/PMC10773664/

Autore:	Tariq Aziz, Nageen Hussain, Zunaira Hameed, Lin Lin	**Titolo:**	Elucidating the role of diet in maintaining gut health to reduce the risk of obesity, cardiovascular and other age-related inflammatory diseases: recent challenges and future recommendations
DOI:	10.1080/19490976.2023.2297864	**Data:**	2024 Jan 4
Sito web:	PubMed Central (PMC)	**Editore:**	Gut Microbes

[s76] - https://pmc.ncbi.nlm.nih.gov/articles/PMC3002586/

Autore:	Elizabeth C Verna, Susan Lucak	**Titolo:**	Use of probiotics in gastrointestinal disorders: what to recommend?
di:	Division of Digestive and Liver Diseases, Columbia University College of Physicians and Surgeons	**DOI:**	10.1177/1756283X10373814
Data:	2010 Sep	**Sito web:**	PubMed Central (PMC)
Editore:	Therapeutic Advances in Gastroenterology		

[s77] - https://pmc.ncbi.nlm.nih.gov/articles/PMC10891645/

Autore:	Nicoleta-Maricica Maftei, Cosmin Raducu Raileanu, Alexia Anastasia Balta, Lenuta Ambrose, Monica Boev, Denisa Batîr Marin, Elena Lacramioara Lisa	**Titolo:**	The Potential Impact of Probiotics on Human Health: An Update on Their Health-Promoting Properties
DOI:	10.3390/microorganisms12020234	**Data:**	2024 Jan 23
Sito web:	PubMed Central (PMC)	**Editore:**	Microorganisms

[s78] - https://pmc.ncbi.nlm.nih.gov/articles/PMC4923812/

Autore:	John K Triantafillidis, Aikaterini Triantafyllidi, Constantinos Vagianos, Apostolos Papalois	**Titolo:**	Favorable results from the use of herbal and plant products in inflammatory bowel disease: evidence from experimental animal studies
DOI:	10.20524/aog.2016.0059	**Data:**	2016 Feb 20
Sito web:	PubMed Central (PMC)	**Editore:**	Annals of Gastroenterology : Quarterly Publication of the Hellenic Society of Gastroenterology

[s79] - https://pmc.ncbi.nlm.nih.gov/articles/PMC7284960/

Autore:	Bartosz Malinowski, Michał Wiciński, Maya M Sokołowska, Nicholas A Hill, Monika Szambelan	**Titolo:**	The Rundown of Dietary Supplements and Their Effects on Inflammatory Bowel Disease—A Review
di:	Department of Pharmacology and Therapeutics, Faculty of Medicine, Collegium Medicum in Bydgoszcz, Nicolaus Copernicus University	**DOI:**	10.3390/nu12051423
Data:	2020 May 14	**Sito web:**	PubMed Central (PMC)
Editore:	Nutrients		

[s80] - https://www.ncbi.nlm.nih.gov/books/NBK92765/

Autore:	Meika Foster, Duncan Hunter, Samir Samman	**Titolo:**	Evaluation of the Nutritional and Metabolic Effects of Aloe vera
di:	National Center for Biotechnology Information (NCBI)	**Data:**	2011
Sito web:	NCBI Bookshelf	**Editore:**	CRC Press/Taylor & Francis

[s81] - https://pmc.ncbi.nlm.nih.gov/articles/PMC5656454/

Autore:	Vikesh K Singh, Mark E Haupt, David E Geller, Jerry A Hall, Pedro M Quintana Diez	**Titolo:**	Less common etiologies of exocrine pancreatic insufficiency
DOI:	10.3748/wjg.v23.i39.7059	**Data:**	2017 Oct 21
Sito web:	PubMed Central (PMC)	**Editore:**	World Journal of Gastroenterology

[s82] - https://pmc.ncbi.nlm.nih.gov/articles/PMC8708123/

Autore:	Lumír Kunovský, Petr Dítě, Petr Jabandžiev, Michal Eid, Karolina Poredská, Jitka Vaculová, Dana Sochorová, Pavel Janeček, Pavla Tesař íková, Martin Blaho, Jan Trna, Jan Hlavsa, Zdeněk Kala	**Titolo:**	Causes of Exocrine Pancreatic Insufficiency Other Than Chronic Pancreatitis
di:	University Hospital Brno, Faculty of Medicine, Masaryk University	**DOI:**	10.3390/jcm10245779
Data:	2021 Dec 10	**Sito web:**	PubMed Central (PMC)

[s83] - https://pmc.ncbi.nlm.nih.gov/articles/PMC4923703/

Autore:	Gianluca Ianiro, Silvia Pecere, Valentina Giorgio, Antonio Gasbarrini, Giovanni Cammarota	**Titolo:**	Digestive Enzyme Supplementation in Gastrointestinal Diseases
di:	Department of Medical Sciences, Division of Internal Medicine, Gastroenterology and Liver Unit, Catholic University, School of Medicine and Surgery, A. Gemelli Hospital Rome, Italy; Division of Pediatrics, Catholic University, School of Medicine and Surgery, A. Gemelli Hospital Rome, Italy	**DOI:**	10.2174/1389200217021601141501137
Data:	2016 Feb	**Sito web:**	PMC
Editore:	Current Drug Metabolism		

[s84] - https://pmc.ncbi.nlm.nih.gov/articles/PMC7697745/

Autore:	Aditi Kumar, Matthew J Brookes	**Titolo:**	Iron Therapy in Inflammatory Bowel Disease
di:	The Royal Wolverhampton NHS Trust, Research Institute in Healthcare Science (RIHS), University of Wolverhampton	**DOI:**	10.3390/nu12113478
Data:	2020 Nov 12	**Sito web:**	PubMed Central (PMC)
Editore:	Nutrients		

[s85] - https://pmc.ncbi.nlm.nih.gov/articles/PMC9818563/

Autore:	Ellen J Spartz, Lauren DeDecker, Danny Le, Laleh Jalilian, Berkeley N Limketkai	**Titolo:**	Advances in Mobile Health for Inflammatory Bowel Disease
di:	David Geffen School of Medicine at UCLA	**DOI:**	10.3390/diagnostics13010037
Data:	2022 Dec 23	**Sito web:**	PubMed Central (PMC)
Editore:	Diagnostics		

[s86] - https://pmc.ncbi.nlm.nih.gov/articles/PMC10521297/

Autore:	Madeline Erlich, Sarah Lindblad, Natasha Haskey, Darlene Higbee Clarkin, Taojie Dong, Ruth Harvie, Genelle Lunken, Jess Pirnack, Kevan Jacobson	**Titolo:**	User testing to modify the MyHealthyGut digital health application for inflammatory bowel disease
DOI:	10.1177/20552076231203664	**Data:**	2023 Sep 26
Sito web:	PubMed Central (PMC)	**Editore:**	Digital Health

[s87] - https://pmc.ncbi.nlm.nih.gov/articles/PMC9875997/

Autore:	Samuel N Jactel, Joseph M Olson, Kathleen Y Wolin, Jordan Brown, Mythili P Pathipati, Valerie J Jagiella, Joshua R Korzenik	**Titolo:**	Efficacy of a Digital Personalized Elimination Diet for the Self-Management of Irritable Bowel Syndrome and Comorbid Irritable Bowel Syndrome and Inflammatory Bowel Disease
DOI:	10.14309/ctg.0000000000000545	**Data:**	2022 Nov 1
Sito web:	PubMed Central (PMC)	**Editore:**	Clinical and Translational Gastroenterology

[s88] - https://pmc.ncbi.nlm.nih.gov/articles/PMC4754530/

Autore:	Danny Con, Peter De Cruz	**Titolo:**	Mobile Phone Apps for Inflammatory Bowel Disease Self-Management: A Systematic Assessment of Content and Tools
di:	Faculty of Medicine, Dentistry, and Health Sciences, The University of Melbourne; Department of Gastroenterology, Austin Hospital, Melbourne, Australia; Department of Medicine, Austin Academic Centre, The University of Melbourne	**DOI:**	10.2196/mhealth.4874
Data:	2016 Feb 1	**Sito web:**	PubMed Central (PMC)
Editore:	JMIR mHealth and uHealth		

[s89] - https://pmc.ncbi.nlm.nih.gov/articles/PMC8030699/

Autore:	Sharon V Thompson, Melisa A Bailey, Andrew M Taylor, Jennifer L Kaczmarek, Annemarie R Mysonhimer, Caitlyn G Edwards, Ginger E Reeser, Nicholas A Burd, Naiman A Khan, Hannah D Holscher	**Titolo:**	Avocado Consumption Alters Gastrointestinal Bacteria Abundance and Microbial Metabolite Concentrations among Adults with Overweight or Obesity: A Randomized Controlled Trial
di:	University of Illinois, Urbana-Champaign, IL, USA	**DOI:**	10.1093/jn/nxaa219
Data:	2020 Aug 17	**Sito web:**	PubMed Central (PMC)
Editore:	The Journal of Nutrition		

[s90] - https://pmc.ncbi.nlm.nih.gov/articles/PMC6502201/

Autore:	Reddavide Rosa, Rotolo Ornella, Gabriella Caruso Maria, Stasi Elisa, Notarnicola Maria, Miraglia Chiara, Nouvenne Antonio, Meschi Tiziana, Luigi de' Angelis Gian, Di Mario Francesco, Leandro Gioacchino	**Titolo:**	The role of diet in the prevention and treatment of Inflammatory Bowel Diseases
di:	National Institute of Gastroenterology "S. De Bellis" Research Hospital, Castellana Grotte, Italy; Department of Medicine and Surgery, University of Parma, Parma, Italy	**DOI:**	10.23750/abm.v89i9-S.7952
Data:	2018	**Sito web:**	PubMed Central (PMC)
Editore:	Acta Bio Medica : Atenei Parmensis		

[s91] - https://pmc.ncbi.nlm.nih.gov/articles/PMC8443856/

Autore:	Alex Morrison, Kimberly Braly, Namita Singh, David L Suskind, Dale Lee	**Titolo:**	Differences in Nutrient Intake with Homemade versus Chef-Prepared Specific Carbohydrate Diet Therapy in Inflammatory Bowel Disease: Insights into Dietary Research
di:	Department of Pediatrics, Seattle Children's Hospital, University of Washington, Seattle, WA, USA; Division of Gastroenterology, Seattle Children's Hospital, University of Washington, Seattle, WA, USA.	**DOI:**	10.5223/pghn.2021.24.5.432
Data:	2021 Sep 8	**Sito web:**	PubMed Central (PMC)
Editore:	Pediatric Gastroenterology, Hepatology & Nutrition		

[s92] - https://pmc.ncbi.nlm.nih.gov/articles/PMC9871561/

Autore:	Alicja Ewa Ratajczak, Stefano Festa, Annalisa Aratari, Claudio Papi, Agnieszka Dobrowolska, Iwona Krela-Kaźmierczak	**Titolo:**	Should the Mediterranean diet be recommended for inflammatory bowel diseases patients? A narrative review
DOI:	10.3389/fnut.2022.1088693	**Data:**	2023 Jan 10
Sito web:	PubMed Central (PMC)	**Editore:**	Frontiers in Nutrition

[s93] - https://pmc.ncbi.nlm.nih.gov/articles/PMC11821149/

Autore:	Riya Gautam Naik, Sarah A Purcell, Stephanie L Gold, Victoria Christiansen, Leah D D'Aloisio, Maitreyi Raman, Natasha Haskey	**Titolo:**	From Evidence to Practice: A Narrative Framework for Integrating the Mediterranean Diet into Inflammatory Bowel Disease Management
di:	University of British Columbia, Icahn School of Medicine at Mount Sinai, Alberta Health Services, University of Calgary, PubMed Central (PMC)	**DOI:**	10.3390/nu17030470
Data:	2025 Jan 28	**Sito web:**	pmc.ncbi.nlm.nih.gov
Editore:	Nutrients		

[s94] - https://journals.plos.org/plosone/article?id=10.1371/journal.pone.0288908

Autore:	Tingting Yin, Ran Ye, Qiuqin Wang, Lulu Wang, Wenjing Xu, Wenjing Tu, Guihua Xu	**Titolo:**	Difficulties in eating out of home while diagnosed with inflammatory bowel disease: A qualitative interview study from China
di:	Nanjing University of Chinese Medicine, Nanjing, China	**DOI:**	10.1371/journal.pone.0288908
Data:	Dec 5, 2023	**Sito web:**	PLOS ONE
Editore:	Public Library of Science		

[s95] - https://www.niddk.nih.gov/health-information/digestive-diseases/celiac-disease/eating-diet-nutrition

Titolo:	Eating, Diet, & Nutrition for Celiac Disease - NIDDK	**di:**	National Institute of Diabetes and Digestive and Kidney Diseases (NIDDK)
Data:	2024-12-13	**Sito web:**	NIDDK
Editore:	NIDDK - National Institute of Diabetes and Digestive and Kidney Diseases		

[s96] - https://pmc.ncbi.nlm.nih.gov/articles/PMC7241053/

Autore:	Naueen A Chaudhry, Angela Pham, Andrew Flint, Isaac Molina, Zareen Zaidi, Ellen M Zimmermann, Linda S Behar-Horenstein	**Titolo:**	College Students with Inflammatory Bowel Disease: A Qualitative Study of Challenges Associated with College Transition and Self-Care
di:	University of Florida	**DOI:**	10.1089/heq.2019.0053
Data:	2020 May 12	**Sito web:**	PubMed Central (PMC)
Editore:	Health Equity		

[s97] - https://www.niddk.nih.gov/health-information/digestive-diseases/bowel-control-problems-fecal-incontinence/treatment

Titolo:	Treatment of Fecal Incontinence - NIDDK	**di:**	National Institute of Diabetes and Digestive and Kidney Diseases (NIDDK)
Data:	2024-12-13	**Sito web:**	NIDDK
Editore:	NIDDK - National Institute of Diabetes and Digestive and Kidney Diseases		

[s98] - https://journals.plos.org/plosone/article?id=10.1371/journal.pone.0288908

Autore:	Tingting Yin, Ran Ye, Qiuqin Wang, Lulu Wang, Wenjing Xu, Wenjing Tu, Guihua Xu	**Titolo:**	Difficulties in eating out of home while diagnosed with inflammatory bowel disease: A qualitative interview study from China
di:	Nanjing University of Chinese Medicine, Nanjing, China	**DOI:**	10.1371/journal.pone.0288908
Data:	Dec 5, 2023	**Sito web:**	PLOS ONE
Editore:	Public Library of Science		

[s99] - https://pmc.ncbi.nlm.nih.gov/articles/PMC10697536/

Autore:	Tingting Yin, Ran Ye, Qiuqin Wang, Lulu Wang, Wenjing Xu, Wenjing Tu, Guihua Xu	**Titolo:**	Difficulties in eating out of home while diagnosed with inflammatory bowel disease: A qualitative interview study from China
di:	Nanjing University of Chinese Medicine, Nanjing, China	**DOI:**	10.1371/journal.pone.0288908
Data:	2023 Dec 5	**Sito web:**	PubMed Central (PMC)
Editore:	PLOS ONE		

Fonti delle immagini

Le immagini non elencate sono state create internamente o acquisite con licenza appropriata. Tutti i diritti sono riservati per queste immagini.

Per tutte le altre immagini elencate qui:
Nessuna delle immagini è stata modificata, è stata adattata solo la risoluzione. Nella versione eBook, le immagini sono state compilate in collage numerati. Tutte le immagini rimangono soggette alla loro licenza originale e vengono utilizzate secondo i rispettivi termini di licenza. Se riscontri errori di attribuzione o altre discrepanze, contattaci.

Data della revisione finale dell'immagine: 2025-02-19.

Licenza utilizzata

CC0	http://creativecommons.org/publicdomain/zero/1.0/deed.en

Crediti immagini

[i1] - 001_001_001_image_huelsenfruechte.jpeg
https://upload.wikimedia.org/wikipedia/commons/e/e7/Various_legumes.jpg

Date:	2013-12-13	**di:**	FarnhamJ
Artista:	Keith Weller, Agricultural Research Service, USDA	**License:**	Public domain

[i2] - 001_001_001_image_joghurt.jpeg
https://upload.wikimedia.org/wikipedia/commons/f/fa/Yoghurt_and_spoon.jpg

Date:	2023-06-25	**di:**	Julikalucky
License:	CC0		

[i3] - 001_001_001_image_magen.jpeg
https://upload.wikimedia.org/wikipedia/commons/b/b6/Stomach_pain.jpg

Date:	2010-12-07	**di:**	Robystarm07
License:	CC0		

[i4] - 001_001_002_image_terminalen_ileum.jpeg
https://upload.wikimedia.org/wikipedia/commons/3/3d/Illu_small_intestine.jpg

Date:	2006-10-01	**di:**	Arcadian
License:	Public domain		

[i5] - 001_001_003_image_vitamin_d.jpeg
https://upload.wikimedia.org/wikipedia/commons/0/0a/Vitamin_D_SRM_%285941078390%29.jpg

Date:	2009-06-12	**di:**	Vanished Account Byeznhpyxeuztibuo
Artista:	National Institute of Standards and Technology	**License:**	Public domain

[i6] - 001_002_001_image_elektrolyt.jpeg
https://upload.wikimedia.org/wikipedia/commons/a/a3/Stomatocytes.jpg

Date:	2014-11-15	**di:**	Osasere05
Artista:	Prof. Osaro Erhabor	**License:**	CC0

[i7] - 001_002_003_image_kurzkettige_fettsaeuren.jpeg
https://upload.wikimedia.org/wikipedia/commons/e/ef/Acetic-acid-3D-balls.png

Date:	23 May 2007	**di:**	Time3000~commonswiki
Artista:	Benjah-bmm27	**License:**	Public domain

[i8] - 001_003_001_image_mediterrane_diaet.jpeg
https://upload.wikimedia.org/wikipedia/commons/8/8b/Michael_Taylor_and_colleagues_visit_the_farm_stand_owned_by_the_Spear_family_in_Waldoboro.jpg

Date:	2013-08-18	**di:**	Darlenefrivera
Artista:	The U.S. Food and Drug Administration	**License:**	Public domain

[i9] - 001_003_002_image_lipase.jpeg
https://upload.wikimedia.org/wikipedia/commons/b/b2/Lipase_PLRP2.png

Date:	2008-02-22	**di:**	Hehkuviini
Artista:	US gov	**License:**	Public domain

[i10] - 001_003_002_image_pankreas.jpeg
https://upload.wikimedia.org/wikipedia/commons/1/1f/Interductal_Vasculature_in_the_Human_Pancreas_%2847673153032%29.jpg

Date:	2019-04-18	**di:**	Meisam
Artista:	Berkshire Community College Bioscience Image Library	**License:**	CC0

[i11] - 001_003_002_image_protease.jpeg
https://upload.wikimedia.org/wikipedia/commons/d/d5/HIV-1-protease-complex-2PSU.png

Date:	2021-11-15	**di:**	RFZYNSPY
License:	CC0		

[i12] - 002_001_001_image_buchweizenmehl.jpeg
https://upload.wikimedia.org/wikipedia/commons/f/f0/Buckwheat_instant_noodles.jpg

Date:	2024-06-11	**di:**	Fumikas Sagisavas
License:	CC0		

[i13] - 002_001_001_image_haferflocken.jpeg
https://upload.wikimedia.org/wikipedia/commons/9/97/Rolled_oats.jpg

Date:	2006-06-11	**di:**	Serg!o
Artista:	en:user:Hankwang	**License:**	Public domain

[i14] - 002_001_001_image_mais.jpeg
https://upload.wikimedia.org/wikipedia/commons/f/fe/GEM_corn.jpg

Date:	Last	**di:**	Shizhao
Artista:	Keith Weller, USDA	**License:**	Public domain

[i15] - 002_001_001_image_quinoa.jpeg
https://upload.wikimedia.org/wikipedia/commons/a/af/Bolivian_quinoa_%281%29.jpg

Date:	2024-04-09	**di:**	Fumikas Sagisavas
License:	CC0		

[i16] - 002_001_001_image_reismilch.jpeg
https://upload.wikimedia.org/wikipedia/commons/a/af/Rice_milk.jpg

Date:	2018-01-29	**di:**	Phonet
Artista:	Daniele Pellati	**License:**	CC0

[i17] - 002_001_002_image_sojabohne.jpeg
https://upload.wikimedia.org/wikipedia/commons/8/82/Soybean.USDA.jpg

Date:	2004-11-20	**di:**	Jurema Oliveira
License:	Public domain		

[i18] - 002_001_002_image_pilz.jpeg
https://upload.wikimedia.org/wikipedia/commons/2/26/Edible_fungi_in_basket_2012_G1.jpg

Date:	2012-05-26	**di:**	George Chernilevsky
License:	Public domain		

[i19] - 002_001_003_image_blumenkohl.jpeg
https://upload.wikimedia.org/wikipedia/commons/b/ba/%D0%A6%D0%B2%D0%B5%D1%82%D0%BD%D0%B0%D1%8F_%D0%BA%D0%B0%D0%BF%D1%83%D1%81%D1%82%D0%B0_%D0%BD%D0%B0_%D1%8F%D1%80%D0%BC%D0%B0%D1%80%D0%BA%D0%B5_%D0%A1%D0%B0%D1%80%D0%B0%D1%82%D0%BE%D0%B2%D0%B2.jpg

Date:	2024-10-05	**di:**	ИринаЯ
License:	CC0		

[i20] - 002_001_003_image_karotten.jpeg
https://upload.wikimedia.org/wikipedia/commons/3/32/Carrots_of_many_colors.jpg

Date:	2000s	**di:**	Falcorian
Artista:	Stephen Ausmus	**License:**	Public domain

[i21] - 002_001_003_image_spargel.jpeg
https://upload.wikimedia.org/wikipedia/commons/e/e7/Steam-boiling_green_asparagus.jpg

Date:	2018-05-03	**di:**	W.carter
License:	CC0		

[i22] - 002_001_003_image_spinat.jpeg
https://upload.wikimedia.org/wikipedia/commons/2/25/Classic_spinach_salad.jpg

Date:	2024-04-16	**di:**	Valereee
License:	CC0		

[i23] - 002_001_003_image_zucchini.jpeg
https://upload.wikimedia.org/wikipedia/commons/5/51/Courgette_Cucurbita_pepo_2.jpg

Date:	Photography	**di:**	Meanos
License:	Public domain		

[i24] - 002_002_001_image_kefir.jpeg
https://upload.wikimedia.org/wikipedia/commons/2/25/Kefir-insieme.jpg

Date:	2007-09-09	**di:**	Bermas66~commonswiki
Artista:	Bermas66	**License:**	Public domain

[i25] - 002_002_001_image_tgfbeta.jpeg
https://upload.wikimedia.org/wikipedia/commons/1/1c/Computer_graphic_of_tgf-beta.jpg

Date:	1994-03	**di:**	Fæ
Artista:	Unknown photographer	**License:**	Public domain

[i26] - 002_003_001_image_kerntemperaturmessung.jpeg
https://upload.wikimedia.org/wikipedia/commons/d/d3/Pork_thermometer.jpg

Date:	2011-05-23	**di:**	Tortie tude
Artista:	USDA	**License:**	Public domain

[i27] - 002_003_001_image_omega3fettsaeuren.jpeg
https://upload.wikimedia.org/wikipedia/commons/f/fb/Sunsplash_omega3_leinsameno.jpg

Date:	2005-08-07	**di:**	VisualBeo
Artista:	Christian H.	**License:**	Public domain

[i28] - 002_003_002_image_vakuumieren.jpeg
https://upload.wikimedia.org/wikipedia/commons/b/be/Chicken_feet_packaged.jpg
Date: 2010-05-04 **di:** Snek01
Artista: User:Anna Frodesiak **License:** Public domain

[i29] - 002_003_003_image_kichererbsencurry.jpeg
https://upload.wikimedia.org/wikipedia/commons/c/ce/Chickpea_curry_on_rotini%2C_with_corn%2C_hot_mixed_Indian_pickles%2C_peanuts%2C_curry_powder%2C_and_black_pepper_-_Massachusetts.jpg
Date: 27 June 2022 **di:** Daderot
License: CC0

[i30] - 002_003_003_image_puerieren.jpeg
https://upload.wikimedia.org/wikipedia/commons/6/65/Storebought_baby_food_-_fruit_and_vegetable_puree_in_glass_and_pouch.jpg
Date: 2024-03-11 **di:** MAKY.OREL
License: CC0

[i31] - 002_003_003_image_ballaststoffe.jpeg
https://upload.wikimedia.org/wikipedia/commons/0/05/Kids_%E2%80%98n_Fiber_%286121371126%29.jpg
Date: 2011-09-06 **di:** Bluerasberry
Artista: The U.S. Food and Drug Administration **License:** Public domain

[i32] - 003_001_001_image_kuerbis.jpeg
https://upload.wikimedia.org/wikipedia/commons/a/ac/Pumpkin_Processed.jpg
Date: 2021-11-09 **di:** Ser Amantio di Nicolao
Artista: Alan Levine **License:** CC0

[i33] - 003_001_001_image_haferschleim.jpeg
https://upload.wikimedia.org/wikipedia/commons/b/b6/Fruit_and_Honey_French_Oatmeal_2.jpg
Date: 2023-11-28 **di:** SteinsplitterBot
Artista: Bajinra **License:** CC0

[i34] - 003_001_001_image_kompott.jpeg
https://upload.wikimedia.org/wikipedia/commons/7/73/Lemon_polenta_cake_with_coconut_topping_%26_blueberry_compote_-_GAIL%27s_2024-06-08.jpg
Date: 2024-06-08 **di:** Onthewings
Artista: Andy Li **License:** CC0

[i35] - 003_001_003_image_ernaehrungstagebuch.jpeg
https://upload.wikimedia.org/wikipedia/commons/d/df/Diary_of_Benjamin_Bennett_Briggs%2C_1849_%2822863%29.jpg
Date: 1849 **di:** Fæ
Artista: Briggs, Benjamin, fl. 1873-1879 **License:** Public domain

[i36] - 003_001_003_image_gemuese.jpeg
https://upload.wikimedia.org/wikipedia/commons/9/97/Child_working_selling_vegetables_in_downtown_Maracaibo.jpg
Date: 2013-03-16 **di:** Wilfredor
License: CC0

[i37] - 003_001_003_image_mischbrot.jpeg
https://upload.wikimedia.org/wikipedia/commons/9/9f/Tunafish_mixed_with_a_little_yogurt_on_German_three_grain_bread%2C_plus_mustard%2C_black_pepper%2C_and_capers_-_Massachusetts.jpg
Date: Taken **di:** Daderot
License: CC0

[i38] - 003_001_003_image_vollkornbrot.jpeg
https://upload.wikimedia.org/wikipedia/commons/6/6d/Freshippo_whole_wheat_soft_bread.jpg

Date:	2024-07-01	**di:**	Fumikas Sagisavas
License:	CC0		

[i39] - 003_001_003_image_weissbrot.jpeg
https://upload.wikimedia.org/wikipedia/commons/9/90/White_sandwich_bread.jpg

Date:	2020-12-29	**di:**	Wiki Farazi
License:	Public domain		

[i40] - 003_002_002_image_bauchschmerzen.jpeg
https://upload.wikimedia.org/wikipedia/commons/b/b5/Abdominal_pain.jpg

Date:	2010-12-07	**di:**	Robystarm07
License:	CC0		

[i41] - 003_003_001_image_transfette.jpeg
https://upload.wikimedia.org/wikipedia/commons/d/d4/Avoiding_Trans_Fat.png

Date:	2015-06-11	**di:**	Reginarolague
Artista:	The U.S. Food and Drug Administration	**License:**	Public domain

[i42] - 003_003_003_image_darmmotilitaet.jpeg
https://upload.wikimedia.org/wikipedia/commons/c/ce/Giardia_muris_trophozoite_SEM_11643.jpg

Date:	2000	**di:**	Raeky
Artista:	CDC/ Dr. Stan Erlandsen	**License:**	Public domain

[i43] - 003_003_003_image_zwischenmahlzeit.jpeg
https://upload.wikimedia.org/wikipedia/commons/a/a1/Snack-Les-Super-Minis.png

Date:	2025-01-12	**di:**	DrewKllr
License:	CC0		

[i44] - 004_001_001_image_vitamin_b12.jpeg
https://upload.wikimedia.org/wikipedia/commons/2/2e/Vitamin_B12_capsule.jpg

Date:	2019-07-10	**di:**	Épine
License:	CC0		

[i45] - 004_001_002_image_magnesium.jpeg
https://upload.wikimedia.org/wikipedia/commons/d/dd/Magnesium.jpg

Date:	2007-05-23	**di:**	Renamed user EUgxCtTxPS
Artista:	Maral10	**License:**	Public domain

[i46] - 004_001_002_image_zink.jpeg
https://upload.wikimedia.org/wikipedia/commons/2/27/Zinc-sample.jpg

Date:	2007-05-16	**di:**	Materialscientist
Artista:	Ben Mills	**License:**	Public domain

[i47] - 004_001_003_image_darmschleimhaut.jpeg
https://upload.wikimedia.org/wikipedia/commons/f/fe/Histopathology_of_intestinal_spirochetosis.jpg

Date:	2022-09-01	**di:**	Mikael Häggström
License:	CC0		

[i48] - 004_001_003_image_selen.jpeg
https://upload.wikimedia.org/wikipedia/commons/e/e0/Selen_1.jpg

Date:	2006-03	**di:**	Lambdadra
Artista:	de:User:Tomihahndorf	**License:**	Public domain

[i49] - 004_002_001_image_intestinale_mikrobiota.jpeg
https://upload.wikimedia.org/wikipedia/commons/6/6c/Bacteroides_biacutis_01.jpg

Date:	2007-03-29	**di:**	Angusmclellan
Artista:	US gov	**License:**	Public domain

[i50] - 004_002_001_image_zytokine.jpeg
https://upload.wikimedia.org/wikipedia/commons/d/d5/IL13_Solution_Structure.rsh.png

Date:	2006-10-12	**di:**	Sedmic
Artista:	Ramin Herati	**License:**	Public domain

[i51] - 004_002_003_image_eiseniisulfat.jpeg
https://upload.wikimedia.org/wikipedia/commons/a/ab/Iron%28II%29-sulfate-heptahydrate-sample.jpg

Date:	16 May 2007	**di:**	Benjah-bmm27
License:	Public domain		

[i52] - 004_003_001_image_uebelkeit.jpeg
https://upload.wikimedia.org/wikipedia/commons/7/71/Nausea_figure.jpg

Date:	2016-09-29	**di:**	Ecno1026
Artista:	Wolfgang Claussen	**License:**	CC0

[i53] - 004_003_002_image_milchprodukte.jpeg
https://upload.wikimedia.org/wikipedia/commons/0/00/%D0%A0%D1%96%D0%B7%D0%BD%D1%96_%D0%B2%D0%B8%D0%B4%D0%B8_%D0%BC%D0%BE%D0%BB%D0%BE%D1%87%D0%BD%D0%B8%D1%85_%D0%BF%D1%80%D0%BE%D0%B4%D1%83%D0%BA%D1%82%D1%96%D0%B2_%D1%83%D0%BA%D1%80%D0%B0%D1%97%D0%BD%D1%81%D1%8C%D0%BA%D0%BE%D0%B3%D0%BE_%D0%B2%D0%B8%D1%80%D0%BE%D0%B1%D0%BD%D0%B8%D1%86%D1%82%D0%B2%D0%B0.jpg

Date:	2016	**di:**	Kittycataclysm
Artista:	Віктор Ходєєв	**License:**	Public domain

[i54] - 004_003_002_image_muedigkeit.jpeg
https://upload.wikimedia.org/wikipedia/commons/e/e3/Fatigue2.jpg

Date:	13 October 2012	**di:**	Fel23
Artista:	geralt	**License:**	CC0

[i55] - 004_003_003_image_ernaehrungsprotokoll.jpeg
https://upload.wikimedia.org/wikipedia/commons/6/68/Diary_of_Benjamin_Bennett_Briggs%2C_1849_%2822868%29.jpg

Date:	1849	**di:**	Fæ
Artista:	Briggs, Benjamin, fl. 1873-1879	**License:**	Public domain

[i56] - 005_001_002_image_mineralstoffe.jpeg
https://upload.wikimedia.org/wikipedia/commons/7/72/Minerals.jpg

Date:	2006-03-11	**di:**	Gap
Artista:	United States Geological Survey	**License:**	Public domain

[i57] - 005_001_002_image_obst.jpeg
https://upload.wikimedia.org/wikipedia/commons/e/e0/Citrus_fruits.jpg

Date:	2005-01-15	**di:**	MarkSweep
Artista:	Scott Bauer, USDA	**License:**	Public domain

[i58] - 005_001_003_image_mahlzeit.jpeg
https://upload.wikimedia.org/wikipedia/commons/f/f1/Food-healthy-meal-morning_%2824325073315%29.jpg

Date:	2014-07-01	**di:**	Vanished Account Byeznhpyxeuztibuo
Artista:	www.Pixel.la Free Stock Photos	**License:**	CC0

[i59] - 005_002_001_image_auto.jpeg
https://upload.wikimedia.org/wikipedia/commons/c/c0/A_Brouhot_car_in_Paris%2C_1910.jpg

Date:	1910	**di:**	Infrogmation
Artista:	Alexandre Louis	**License:**	Public domain

[i60] - 005_002_002_image_kuehlschrank.jpeg
https://upload.wikimedia.org/wikipedia/commons/9/92/Hallstrom_refrigerator_advertisement_%28The_Australasian%2C_12_Oct_1935%2C_page_55%29.jpg

Date:	1935-10-12	**di:**	TrimmerinWiki
Artista:	Unknown illustrator and typesetter. Published in The Australasian (Melbourne) 12 October 1935, Page 55	**License:**	Public domain

[i61] - 005_002_003_image_nuesse.jpeg
https://upload.wikimedia.org/wikipedia/commons/a/ae/Pecans%2C_hazelnuts%2C_walnuts%2C_almonds%2C_Brazil_nuts_on_a_table_with_logs_2.jpg

Date:	2016-12-22	**di:**	Baileynorwood
License:	CC0		

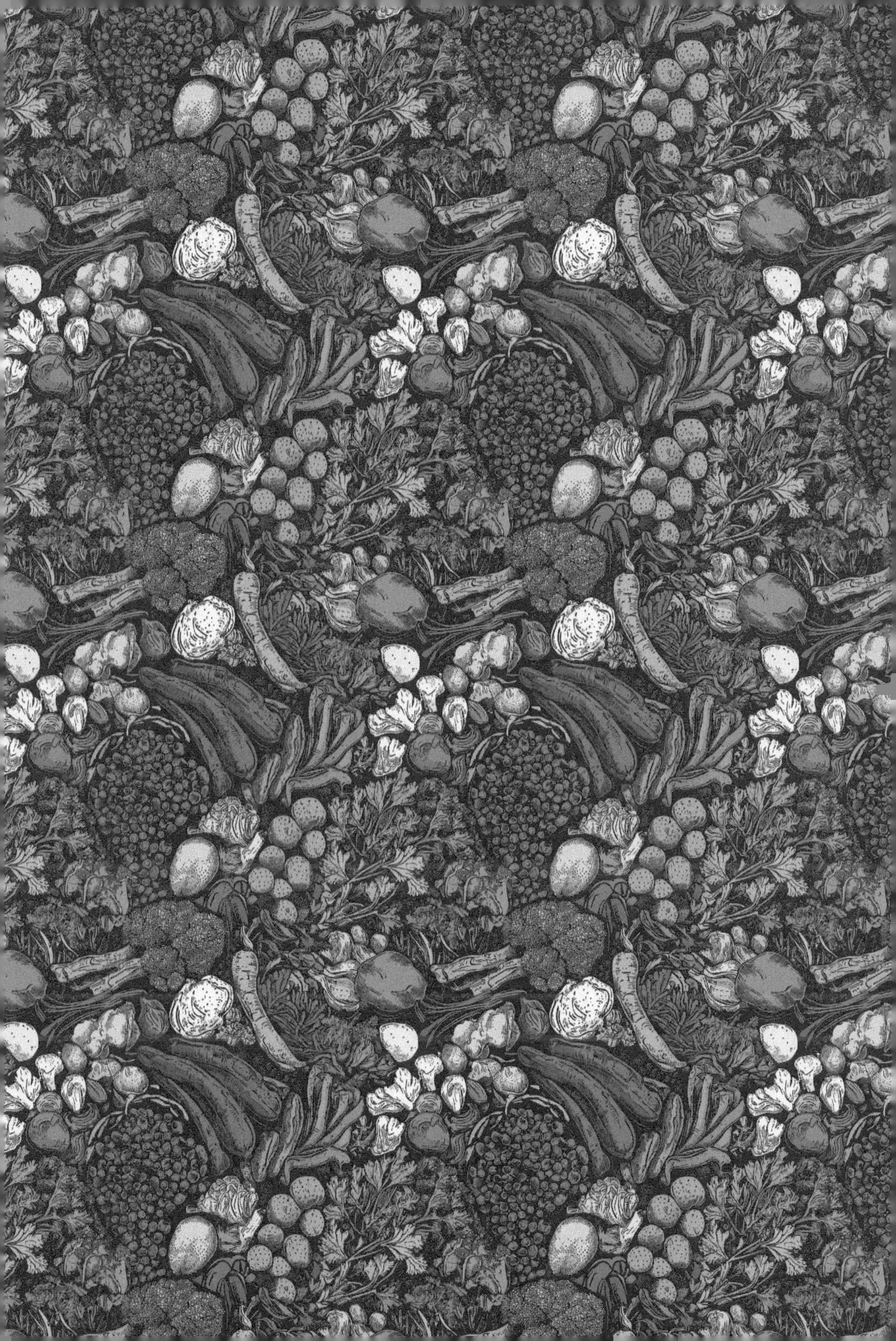

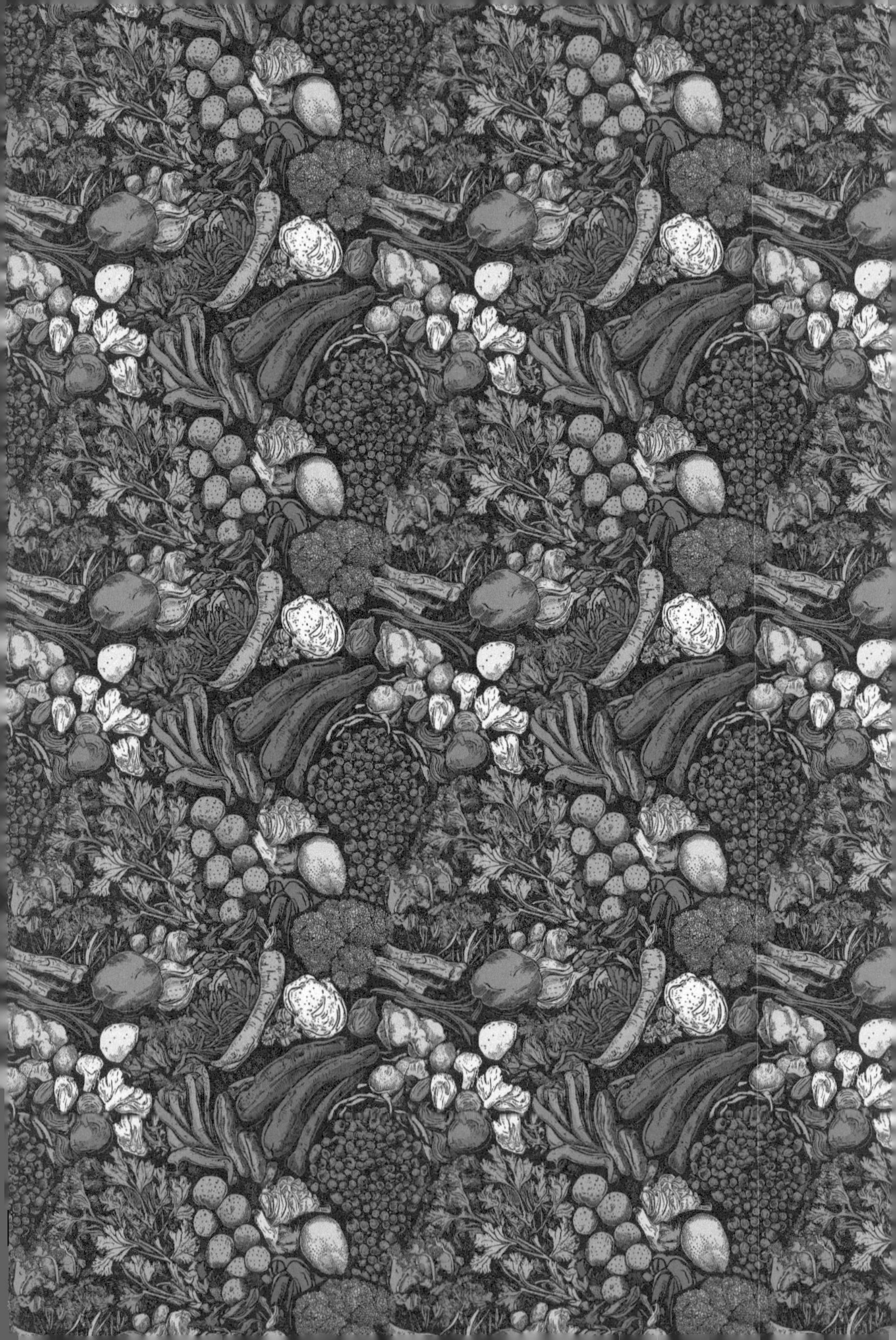

FSC
www.fsc.org
MIX
Papier | Fördert
gute Waldnutzung
FSC® C083411

Kolibri 360 GmbH
Ferdinand-Jühlke-Straße 7
99095 Erfurt, Deutschland
produktsicherheit@kolibri360.de